Mit freundlichen Empfehlungen überreicht durch
Wyeth Pharma GmbH

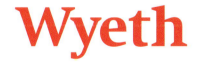

Konjugatimpfstoffe und Infektionskrankheiten durch bekapselte Erreger

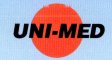

UNI-MED Verlag AG
Bremen - London - Boston

Berner, Reinhard:
Konjugatimpfstoffe und Infektionskrankheiten durch bekapselte Erreger/Reinhard Berner.-
1. Auflage - Bremen: UNI-MED, 2008
(UNI-MED SCIENCE)
ISBN 978-3-8374-1020-4

© 2008   by UNI-MED Verlag AG, D-28323 Bremen,
         International Medical Publishers (London, Boston)
         Internet: www.uni-med.de, e-mail: info@uni-med.de

Printed in Europe

Das Werk ist urheberrechtlich geschützt. Alle dadurch begründeten Rechte, insbesondere des Nachdrucks, der Entnahme von Abbildungen, der Übersetzung sowie der Wiedergabe auf photomechanischem oder ähnlichem Weg bleiben, auch bei nur auszugsweiser Verwertung, vorbehalten.

Die Erkenntnisse der Medizin unterliegen einem ständigen Wandel durch Forschung und klinische Erfahrungen. Die Autoren dieses Werkes haben große Sorgfalt darauf verwendet, daß die gemachten Angaben dem derzeitigen Wissensstand entsprechen. Das entbindet den Benutzer aber nicht von der Verpflichtung, seine Diagnostik und Therapie in eigener Verantwortung zu bestimmen.

Geschützte Warennamen (Warenzeichen) werden nicht besonders kenntlich gemacht. Aus dem Fehlen eines solchen Hinweises kann also nicht geschlossen werden, daß es sich um einen freien Warennamen handele.

UNI-MED. Die beste Medizin.

In der Reihe UNI-MED SCIENCE werden aktuelle Forschungsergebnisse zur Diagnostik und Therapie wichtiger Erkrankungen "state of the art" dargestellt. Die Publikationen zeichnen sich durch höchste wissenschaftliche Kompetenz und anspruchsvolle Präsentation aus. Die Autoren sind Meinungsbildner auf ihren Fachgebieten.

Vorwort und Danksagung

Das hier vorliegende Buch soll dem Leser einen Einblick geben in die Mikrobiologie, Epidemiologie und Immunologie sowie die Krankheitsbilder, die durch die bekapselten Erreger *Streptococcus pneumoniae*, *Haemophilus influenzae* und *Neisseria meningitidis* ausgelöst werden. Gleichzeitig soll das Verständnis für die immunologischen Grundlagen von Konjugatimpfstoffen gestärkt und Daten klinischer Studien zu den einzelnen Konjugatimpfstoffen vorgestellt werden; nicht zuletzt soll sich der Blick auch auf die sich verändernde Epidemiologie nach Implementierung entsprechender Impfempfehlungen richten. Namhafte Autoren der Pädiatrischen Infektiologie in Deutschland und der Schweiz haben die Themen bearbeitet. Besonders erwähnt werden sollen die Autoren Frau Dr. Franziska Schaaff, Herr Dr. Tobias Tenenbaum und Herr Dr. Markus Hufnagel, die mit einem Stipendium der Deutschen Gesellschaft für Pädiatrische Infektiologie (DGPI) als erste in Deutschland das zweijährige Curriculum zum Pädiatrischen Infektiologen durchlaufen haben, und die als Fellows der DGPI mit ihrem Buchbeitrag ein sichtbares Zeichen ihres Weiterbildungserfolgs gesetzt haben.

Freiburg, im Juni 2008   *Prof. Dr. Reinhard Berner*

Autoren

Prof. Dr. Reinhard Berner
Zentrum für Kinder- und Jugendmedizin
Universitätsklinikum Freiburg
Mathildenstr. 1
79106 Freiburg
reinhard.berner@uniklinik-freiburg.de

Kap. 1., 3.

Dr. rer. nat. Britta Gröndahl
Labor für Pädiatrische Infektiologie
Kinderklinik der Johannes-Gutenberg-Universität
Langenbeckstr. 1
55101 Mainz
groendahl@zpp.klinik.uni-mainz.de

Kap. 8.

Dr. Pirmin Habermehl
Gemeinschaftspraxis Dres. Dietlind Habermehl und Pirmin Habermehl
Neue Mainzer Str. 76-78
55129 Mainz

Kap. 8.

Prof. Dr. Ulrich Heininger
Pädiatrische Infektiologie
Universitäts-Kinderspital beider Basel (UKBB)
Postfach
4005 Basel
Schweiz
Ulrich.Heininger@ukbb.ch

Kap. 6.

Dr. Markus Hufnagel
Pädiatrische Infektiologie
Zentrum für Kinder- und Jugendmedizin
Universitätsklinikum Freiburg
Mathildenstr. 1
79106 Freiburg
markus.hufnagel@uniklinik-freiburg.de

Kap. 3.

Dr. rer. hum. biol. Helen Kalies, MPH
Höhenrainer Weg 45
85570 Markt-Schwaben
kalies@uni-munechen.de

Kap. 8.

Priv.-Doz. Dr. Markus Knuf
Kinderklinik der Johannes-Gutenberg-Universität
Langenbeckstr. 1
55101 Mainz
knuf@kinder.klinik.uni-mainz.de

Kap. 4.

Priv.-Doz. Dr. Johannes Liese, MSc
Dr. von Haunersches Kinderspital
Ludwig-Maximilians-Universitaet
Lindwurmstr. 4
80337 Muenchen
Johannes.Liese@med.uni-muenchen.de

Kap. 2.

Dr. Jens Rüggeberg
Pädiatrische Infektiologie
Klinik für Allgemeine Pädiatrie
Zentrum für Kinder- und Jugendmedizin
Universitätsklinikum Düsseldorf
Moorenstr. 5
40225 Düsseldorf
rueggeberg@uni-duesseldorf.de

Kap. 7.

Dr. Franziska Schaaff
Kinderklinik der Johannes-Gutenberg-Universität
Langenbeckstr. 1
55101 Mainz
schaaff@kinder.klinik.uni-mainz.de

Kap. 4.

Prof. Dr. Heinz-Josef Schmitt
Kinderklinik der Johannes-Gutenberg-Universität
Langenbeckstr. 1
55101 Mainz
hjschmit@uni-mainz.de

Kap. 8.

Prof. Dr. med. Horst Schroten
Klinik für Kinderheilkunde
Klinikum Mannheim
Theodor-Kutzer-Ufer 1-3
68167 Mannheim

Kap. 5.

Dr. Tobias Tenenbaum
Klinik für Kinderheilkunde
Klinikum Mannheim
Theodor-Kutzer-Ufer 1-3
68167 Mannheim

Kap. 5.

Inhaltsverzeichnis

1.	**Einführung**	**14**

2.	**Konjugatimpfstoffe**	**18**
2.1.	Begriffsbestimmung	18
2.2.	Historische Entwicklung	18
2.3.	Immunologische Grundlagen	19
2.4.	Literatur	23

3.	**Pneumokokken: Das Krankheitsbild**	**26**
3.1.	Mikrobiologie und Immunologie	26
3.2.	Pathogenese	27
3.3.	Epidemiologie	29
3.4.	Klinik	30
3.5.	Diagnose	33
3.6.	Therapie	33
3.7.	Literatur	35

4.	**Meningokokken: Das Krankheitsbild**	**38**
4.1.	Geschichte, Mikrobiologie und Immunologie	38
4.2.	Epidemiologie	38
4.3.	Pathogenese	39
4.4.	Klinisches Bild	40
4.5.	Diagnose	46
4.6.	Therapie	47
4.7.	Prognose	49
4.8.	Prophylaxe	49
4.9.	Literatur	50

5.	***Haemophilus influenzae* Typ b: Das Krankheitsbild**	**52**
5.1.	Geschichtliches	52
5.2.	Pathogenese	52
5.3.	Klinisches Bild bei Infektionen mit *H. influenzae* Typ b	53
5.4.	Klinisches Bild bei Infektionen mit nicht typisierbaren *H. influenzae*	57
5.5.	Diagnose	57
5.6.	Therapie	58
5.7.	Prophylaxe	59
5.8.	Literatur	59

Inhaltsverzeichnis

6. Pneumokokken: Aktuelle Studienübersicht, Impferfolge, Impfempfehlungen — 62

- 6.1. Epidemiologie … 62
- 6.2. Impfstoffe, Indikationen, und Schemata … 64
- 6.2.1. Der Polysaccharid-Impfstoff (PSV-23) … 64
- 6.2.2. Die PCV-7-Impfung … 64
- 6.2.3. Impfempfehlungen … 66
- 6.2.4. Auswirkungen der Pneumokokken-Konjugatimpfung … 67
- 6.3. Literatur … 69

7. Meningokokken: Aktuelle Studienübersicht, Impferfolge, Impfempfehlungen — 72

- 7.1. Epidemiologische Situation in Deutschland … 72
- 7.2. Prinzipien der Immunität gegen Meningokokken … 73
- 7.3. Polysaccharidimpfung gegen Meningokokken … 73
- 7.4. Immunogenität monovalenter Impfstoffe gegen Meningokokken der Serogruppe C … 75
- 7.5. Epidemiologische Auswirkungen monovalenter Konjugatimpfstoffe gegen Meningokokken Serogruppe C … 76
- 7.6. Verträglichkeit und Sicherheit monovalenter Impfstoffe … 79
- 7.7. Prävention von Meningokokkeninfektionen in Deutschland … 80
- 7.8. Literatur … 82

8. *Haemophilus influenzae* Typ b (Hib): Mikrobiologie, Immunität, Impfempfehlungen — 86

- 8.1. Mikrobiologie … 86
- 8.2. Immunität … 88
- 8.3. Epidemiologie … 88
- 8.4. Surveillance von invasiven Hib-Erkrankungen: ESPED … 89
- 8.5. Schutzimpfungen … 90
- 8.6. Wirksamkeit der Impfstoffe (Efficacy) … 91
- 8.7. Serologische Bestimmung der Protektion … 92
- 8.8. Hib-Carriage, Herdenimmunität und natürliche Immunität … 92
- 8.9. DTaP-Hib-Kombinationsimpfstoffe … 93
- 8.10. Hib-Konjugatimpfung in Deutschland … 95
- 8.11. Impfempfehlungen in Deutschland … 96
- 8.12. Literatur … 97

9. Schlusswort — 100

Index — 102

Einführung

1. Einführung

Impfungen als Maßnahme zur Prävention von Infektionskrankheiten gehören zu den wesentlichen Errungenschaften der modernen Medizin. Auch wenn von vielen Seiten dieser Erfolg immer wieder in Frage gestellt wird und auch wenn viele andere Faktoren in den letzten Jahrzehnten ebenfalls zur Verhinderung oder dem Verschwinden von Infektionskrankheiten in den industrialisierten Regionen der Welt geführt haben, kann an der Tatsache der Impferfolge als solches kein vernünftiger Zweifel bestehen. Auch wenn Impfungen durchaus Begleiterscheinungen und Nebenwirkungen haben und auch wenn der Erfolg von Impfungen von der genauen Beobachtung der erzielten Effekte und möglicher unerwünschter oder unerwarteter Ereignisse begleitet sein muss, so wenig ist doch netto der Wert von Impfungen als solches in Frage zu stellen.

Die Verhinderung von Infektionskrankheiten durch Impfungen und das Verschwinden von früher gefürchteten seuchenhaften Krankheiten hat dazu geführt, dass in der Bevölkerung die Wahrnehmung der potentiellen Gefahren von Infektionskrankheiten nur mehr wenig präsent ist und die Angst vor Nebenwirkungen überwiegt. Nur vorübergehend haben neue "Seuchen" wie SARS und die Sorge vor einer drohenden Influenzapandemie das Bewusstsein der Menschen und der öffentlichen Meinung dahingehend geschärft, dass Infektionskrankheiten heute noch, auch in der modernen, medizinisch nahezu "omnipotenten" Gesellschaft eine reelle Bedrohung darstellen können. Die Skepsis gegenüber Impfungen scheint zu überwiegen.

Die Vereinten Nationen haben in ihrer Konvention zum Schutze der Kinder (Artikel 3, Absatz 2, Artikel 18 und Artikel 24) festgeschrieben, dass die Vertragsstaaten das Recht des Kindes auf das erreichbare Höchstmaß an Gesundheit anerkennen mit der Verpflichtung, allen Kindern den Zugang zu notwendiger ärztlicher Hilfe und Gesundheitsfürsorge zu gewähren. In der UN-Spezialkonferenz zu den Rechten von Kindern im Mai 2002 wurde präzisiert, dass jedes Kind das Recht auf Impfungen gegen vermeidbare Infektionskrankheiten habe und dass die Routineimpfung von Kindern notwendig sei, um das Recht der Kinder auf Gesundheit zu gewährleisten. Die Bundesrepublik Deutschland hat diese UN-Konvention ebenso wie das Zusatzprotokoll ratifiziert und damit die Verpflichtung übernommen, die Inhalte in nationales Recht zu überführen. Wie weit wir in Deutschland hiervon entfernt sind, ist hinlänglich bekannt. Daher muss wenigstens von uns Ärzten die Verantwortung und die Aufgabe erkannt und angenommen werden, alles dafür zu tun, Kindern das ihnen zustehende Recht auf Prävention vermeidbarer Krankheiten durch Impfung zukommen zu lassen.

Die beiden zurückliegenden Jahrzehnte haben sprunghafte Entwicklungen in der Infektiologie, Immunologie und Vakzinologie mit sich gebracht. Klinisch und epidemiologisch vielleicht am bedeutsamsten ist die Entwicklung von Konjugatimpfstoffen gegen bakterielle Erreger, die eine Polysaccharidkapsel tragen wie *Streptococcus pneumoniae*, *Haemophilus influenzae* (Hib) und *Neisseria meningitidis*. Diese sind neben *Mycobacterium tuberculosis* weltweit wohl die wichtigsten Erreger bakterieller Infektionskrankheiten; bekapselte Bakterien gehören zu den häufigsten Ursachen lebensbedrohlicher Infektionen und sind die mit Abstand bedeutendsten Erreger invasiver Infektionen bei Säuglingen und Kleinkindern. Das Inzidenzmaximum zwischen 6 und 24 Lebensmonaten ist die Folge verschiedener Faktoren: erstens der abfallenden schützenden, transplazentar übertragenen IgG-Antikörper, zweitens der beginnenden nasopharyngealen Kolonisierung mit den genannten Erregern, sowie drittens der natürlicherweise ungenügenden Fähigkeit von Kindern in den ersten beiden Lebensjahren, eine ausreichende Immunantwort gegen die Antigenstruktur der Polysaccharidkapsel auszubilden. Das Konzept der Konjugatimpfstoffe hat diese "natürliche Immundefizienz" überwunden. Durch kovalente Bindung von Kapselpolysacchariden der entsprechenden Erreger an Trägerproteine wird das Immunsystem angesprochen, anstelle einer vorher nur schwach ausgebildeten T-Zell-unabhängigen, überwiegend von reifen B-Zellen getragenen, eine nun hervorragend funktionierende T-Zell-abhängige Immunreaktion zu erbringen. Die Immunantwort gegen Polysaccharid-Antigene wird durch die Konjugation an T-Zell-Antigene massiv verbessert; protektive Antikörper können gebildet und ein immunologisches Gedächtnis aufgebaut und geboostert werden, das dadurch zu einer weiteren Affinitätsreifung der Antikörper führen kann. Diese Effekte stellen die Grundlage für die enormen Erfolge dar, die die Impfungen - in verschiedenen Ländern durch systematische Impfprogramme - gegen diese 3 Erreger in den vergangenen 2 Jahrzehnten erzielt haben.

Vielleicht am eindrucksvollsten ist der Erfolg, den die Hib-Impfung seit Anfang der 90er erzielt. Ihre Einführung führte zu einem Rückgang invasiver Hib-Erkrankungen von über 90 % innerhalb weniger Jahre. Befürchtungen über ein Serogruppen-Replacement haben sich bis heute nicht bestätigt, ebenfalls nicht das Auftauchen genetischer Veränderungen in den zirkulierenden Hib-Stämmen mit Veränderung ihrer Kapselstruktur. Allerdings haben andere äußere Einflussfaktoren wie eine fehlende Booster-Dosis im zweiten Lebensjahr in manchen Ländern oder die Einführung von Kombinationsimpfstoffen, die geringere Antikörpertiter induzieren, dazu geführt, dass die Inzidenz mancherorts wieder im Steigen begriffen ist. Dies zeigt, wie wichtig auch nach Einführung von erfolgreichen Impfstoffen eine kontinuierliche Surveillance bleibt, um potentiell gefährliche Entwicklungen frühzeitig zu erkennen. Auch die Pneumokokken- oder die Meningokokken-Konjugatimpfung haben das Potential, eine enorm große Zahl von invasiven Infektionen zu verhindern. Anders als bei Hib enthalten die Impfstoffe allerdings nur einen von mehreren relevanten Serogruppen (Meningokokken), oder aber eine Kombination aus 7 oder 9 verschiedenen Serogruppen (Pneumokokken), die jedoch nur einen Bruchteil der natürlich vorkommenden Serogruppen ausmachen. Dies impliziert, dass trotz Impfung eine Infektion durch den entsprechenden Erreger vorkommen kann, wenn die Serogruppe nicht in der Impfung enthalten ist. Gerade bei Pneumokokken scheint die Gefahr eines Serogruppen-Replacements nicht unerheblich zu sein. Auch hier ist oberstes Gebot, den Segen dieser Impfung von einer zuverlässigen Surveillance begleiten zu lassen.

Konjugatimpfstoffe

2. Konjugatimpfstoffe

2.1. Begriffsbestimmung

Als Konjugatimpfstoffe werden Impfstoffe bezeichnet, bei denen ein immunologisch schwach wirksames T-Zell-unabhängiges Antigen, das normalerweise keine T-Zelluläre Immunreaktion auslöst, an ein Trägerprotein gekoppelt wird. Die T-Zell-abhängige Immunreaktion auf das Trägerprotein wird damit auch auf das kovalent gebundene Antigen übertragen, und somit für dieses Antigen eine gewünschte Immunogenität erzielt. Diese Technik wird meistens für bakterielle Polysaccharide angewendet und hat heutzutage eine herausragende Bedeutung für die Impfprävention von invasiven bakteriellen Infektionen mit *Haemophilus influenzae* Typ b, Pneumokokken und Meningokokken.

2.2. Historische Entwicklung

Bekapselte Bakterien, wie Pneumokokken, Meningokokken und *H. influenzae* Typ b spielen beim Menschen eine herausragende Rolle als Erreger von invasiven bakteriellen Infektionen. Über 90 % der bakteriellen Meningitiden sind durch bekapselte Bakterien verursacht. Die aus Polysacchariden bestehende Kapsel erschwert die Abtötung der Bakterien durch die natürliche, angeborene Immunität ("innate immunity"). Besonders bei Kindern unter 2 Jahren mit inkomplett ausgebildeter erworbener humoraler Immunantwort sowie bei älteren Menschen mit beeinträchtigter Immunantwort ist mit schweren Infektionen und Komplikationen durch bekapselte Bakterien zu rechnen.

Seit über 70 Jahren beschäftigen sich Forscher mit der Entwicklung von Impfstoffen gegen invasive bakterielle Erreger, wie Pneumokokken, Meningokokken und *H. influenzae* Typ b. In den 70er und 80er Jahren wurden verschiedene hochgereinigte bakterielle Polysaccharide als Impfstoff-Kandidaten erforscht. Hierzu gehörten die Meningokokken Typ A- und C-Impfstoffe, die u. a. durch Artenstein [1] und Gotschlich [2] entwickelt wurden. Bereits in den 40er Jahren waren erste Meningokokken-Impfstoffe erprobt worden, die jedoch nicht erfolgreich waren. Schließlich wurden im Walter Reed Hospital 1966 die entscheidenden Grundlagen der humoralen Immunantwort gegenüber Meningokokkeninfektionen entdeckt und die ersten Impfstoffe gegen Meningokokken Typ A und C entwickelt [1, 2]. Bereits zu Beginn der 70er Jahre wurden Meningokokken Typ C-Impfstoffe zur Routineimpung in der U.S.-Armee eingeführt und eliminierten dort innerhalb kurzer Zeit diese Infektionskrankheit. Die wichtigsten Einschränkungen der Polysaccharid-Impfstoffe waren jedoch bereits damals bekannt: erstens erzeugten Polysaccharid-Impfstoffe keine Immunität bei Kindern unter 2 Jahren, zweitens war die Immunität nur von begrenzter Dauer und drittens führten wiederholte Auffrischimpfungen zu einer verminderten Immunantwort [3].

Der erste Pneumokokken-Polysaccharid-Impfstoff wurde von Robert Austrian entwickelt [4]. Die Pneumokokken-Stämme wurden das erste Mal 1880 gleichzeitig durch Louis Pasteur und George Steinberg isoliert. Bereits knapp zwanzig Jahre später wurde die Vielfalt der Pneumokokken-Serogruppen erkannt und damit die prinzipielle Schwierigkeit der Impfstoffentwicklung offensichtlich. Almroth Wright entwickelte einen ersten Ganzkeim-Pneumokokken-Impfstoff, der aus abgetöteten Bakterien bestand und zunächst an südafrikanischen Goldminen-Arbeitern getestet. Da jedoch nur einer der beiden damals bekannten Serogruppen eingeschlossen, und auch die Impfdosis wegen befürchteter Nebenwirkungen dieser "Ganzkeim-Vakzine" bewusst gering gehalten wurde, konnte sich dieser Impfstoff wegen der begrenzten Wirksamkeit nicht durchsetzen. Ende der 40er Jahre wurde in Folge der Arbeiten mit Kapsel-Polysacchariden ein erster zunächst 4-valenter, später 6-valenter Pneumokokken-Polysaccharid-Impfstoff entwickelt. Durch die Erfolge der damals aufkommenden antibiotischen Therapie wurde diese Entwicklung jedoch zunächst nicht weiter verfolgt. 1977 wurde schließlich ein moderner 14-valenter Pneumokokken-Polysaccharid-Impfstoff entwickelt, der die Grundlage für den seit 1983 verfügbaren und auch heute verwendeten 23-valenten Impfstoff darstellte [4].

Die erste Generation der *H. influenzae*-Polysaccharid-Impfstoffe wurde durch Porter Anderson [5] und Rachel Schneerson [6] entwickelt. Bereits in den 20er und 30er Jahren hatte Margaret Pittmann herausgefunden, dass von den sechs verschiedenen Polysaccharid-Kapseltypen von *H. influenzae* v.a. der Kapseltyp b den größten Teil der invasiven Infektionen bei Kindern verursachte. Pittman gelang es, Polyribosylribitol (PRP) als Grundlage der Kapselstruktur und damit als Basis für die *H. influenzae* Typ b-Impfstoffe zu identifizieren. In den 70er Jahren wurden durch mehrere Forschergruppen *H. influenzae* Typ b-Impfstoffe entwickelt und vor allem in Finnland und North Caroline hinsichtlich ihrer Wirksamkeit geprüft. 1985 erfolgte schließlich die erste Zulassung eines PRP-Impfstoffes in den USA. Der Impfstoff war jedoch bei unter 18 Monate alten Kindern, d.h. in der Altersgruppe mit dem höchsten Risiko nicht und auch bei älteren Kindern nur eingeschränkt wirksam. Dies war die entscheidende Motivation für die Entwicklung des ersten Konjugatimpfstoffes. Avery und Goebel hatten bei Pneumokokken gezeigt, dass die Immunogenität von Kapsel-Polysacchariden durch die Bindung an ein Trägerprotein gesteigert werden konnte. Schneerson und Robbins [7] gelang es schließlich, mit Hilfe dieses Prinzips das PRP von *H. influenzae* an Diphtherie Toxoid zu binden und den ersten Konjugatimpfstoff herzustellen. Dieser Impfstoff zeigte eine deutliche bessere Immunogenität und Wirksamkeit und wurde 1987 für Kinder in einem Alter von über 15 Monaten erstmals zugelassen. Die Impfung der Hauptrisikogruppe von Säuglingen und Kleinkindern unter 15 Monaten war schließlich durch die Verwendung von drei weiteren, stärker immunogenen Trägerproteinen möglich. Es handelte sich dabei um Konjugatimpfstoffe, die als Trägerprotein ein Diphtherie-Toxoid (HbOC), ein Protein der äußeren Membran von *Neisseria meningitidis* (PRP-OMP), sowie ein Tetanus-Toxoid verwendeten und heute als *H. influenzae* Typ b-Impfstoffe zur Verfügung stehen.

In Folge wurden auch verschiedene Meningokokken-Konjugatimpfstoffe (Typ A und Typ C) entwickelt, die entweder an ein Diphtherie- oder Tetanus-Toxoid gebunden waren. Diese Impfstoffe erzeugten eine bessere Langzeit-Immunogenität und waren auch bei unter 2-Jährigen wirksam einsetzbar. Meningokokken C-Konjugatimpfstoffe wurden erstmals 1999 in England für ein auf die gesamte Kinder- und Jugendpopulation bezogenes Impfprogramm zugelassen. Innerhalb kurzer Zeit gelang es bei hohen Durchimpfungsraten in allen Altersgruppen die schwer verlaufenden Meningokokken C-Infektionskrankheiten und -Todesfälle drastisch zu reduzieren [8].

Ähnlich wie bei *H. influenzae* und Meningokokken waren die Pneumokokken-Polysaccharid-Impfstoffe zwar wirksam bei Erwachsenen, jedoch erzeugten sie keinen Schutz bei den unter 2-jährigen Kindern, bei denen über 80 % der invasiven Erkrankungen auftraten. Mittels der Protein-Konjugattechnik wurden auch hier neue Impfstoffe entwickelt. Ein 7-valenter Pneumokokken-Konjugatimpfstoff, dessen Polysaccharide an ein CRM 197-Trägerprotein konjugiert wurden (CRM197 ist ein nichttoxisches Diphtherie-Toxin-Analogon) wurde durch die Arbeitsgruppe von Steven Black und Henry Shinefield intensiv auf Sicherheit, Immunogenität und Wirksamkeit geprüft [9] und bei Kindern unter 2 Jahren als sicher, wirksam und immunogen befunden. Dieser Impfstoff wurde 2000 zuerst in den USA zugelassen, bereits nach einem Jahr konnte eine deutliche Reduktion der altersentsprechenden Inzidenz von invasiven Pneumokokkenerkrankungen nachgewiesen werden.

2.3. Immunologische Grundlagen

Die Hülle von bekapselten Bakterien, wie *H. influenzae* Typ b, Meningokokken und Pneumokokken besteht aus Polysacchariden. Polysaccharide gehören zu den sogenannten T-Zell-unabhängigen (TU) Antigenen, während die als Impfstoffe verwendeten Polysaccharid-Protein-Konjugate als sogenannte T-Zell-abhängige (TA) Antigene fungieren. Man geht davon aus, dass TU-Antigene, wie Polysaccharide, Polypeptide und Polynukleotide nur reife B-Zellen aktivieren können; daher kann im Säuglings- und frühen Kleinkindalter keine Immunantwort auf Polysaccharid-Antigene erfolgen. Im Allgemeinen gilt, dass die Immunantwort auf Polysaccharide nur begrenzt zur Induktion von immunologischem Gedächtnis führt, und auch die Antikörper-Affinitätsreifung und die Möglichkeit des Klassenwechsels ("Isotype switching") hierbei eingeschränkt sind.

■ Die Interaktion zwischen dendritischen Zellen und T-Zellen

Die Immunantwort auf Polysaccharid-Protein-Konjugate beginnt außerhalb des lymphatischen Gewebes. Dendritische Zellen fangen die Polysaccharid-Protein-Konjugate ein und spalten auf ihrem Weg zu den sekundären lymphatischen Organen (Milz, Lymphknoten) das Carrierprotein intrazellulär in einzelne Peptide [10]. Diese Peptide des Carrierprotein werden später im Zusammenhang mit den Molekülen des Haupthistokompatibilitätskomplex (MHC) Klasse II den Antigen-spezifischen T-Zellen präsentiert. Diese erkennen den Peptid-MHC Klasse II Komplex mittels eines T-Zell-Rezeptors und exprimieren CD40L, eine wichtige Voraussetzung für die Immunantwort gegen Polysaccharid-Protein-Konjugatimpfstoffe. Nach der CD40L-Aktivierung werden B7-Moleküle durch die dendritischen Zellen hochreguliert, die sich mit CD28-Rezeptoren auf naiven T-Zellen verbinden und damit das T-Zell-Rezeptor-Signal verstärken. Die dendritischen Zellen sezernieren daraufhin die Zytokine, die für die Induktion der T-Zell-Proliferation notwendig sind.

Möglicherweise sind auch bei der TU-Immunantwort T-Zellen beteiligt, jedoch mit einer unterschiedlichen Art der T-Zell-Beteiligung. Es wird angenommen, dass hier ein MHC Klasse I artiges Molekül, CD1, Polysaccharid-Antigene an CD8+-T-Helferzellen präsentiert.

■ Diversifizierung von T-Helfer 1- und T-Helfer 2-Zellen

Die Epitope der Kapsel-Polysaccharid-Antigene binden an spezifische membrangebundene Antikörper, die sich auf der Oberfläche von B-Zellen und dendritischen Zellen befinden. Die unterschiedlichen Serogruppen der Pneumokokken-Polysaccharid-Antigene haben einen Einfluss auf die Peptid-Spezifität der T-zellulären Antwort. Die Interaktion löst eine Rezeptor-vermittelte Endozytose aus, in deren Rahmen es zur Aufnahme des Antigen-Antikörper Komplexes durch einen Teil der umgebenden Zellmembran kommt. Der aufgenommene Antigen-Antikörper Komplex verbindet sich mit Endosomen, durch die saure Umgebung wird der Enzym-vermittelte Katabolismus der Konjugatimpfstoffe erleichtert. Nach molekularer Prozessierung assoziieren sich die Peptid-Epitope des Trägerproteins mit MHC-Klasse-II-Proteinen und werden schließlich auf die externe Oberfläche der Antigen-präsentierenden Zelle geleitet. Die Expression von Fremdproteinen durch MHC-Klasse-II-Proteine ist das entscheidende molekulare Signal für die CD4+-T-Helfer Vorläuferzellen, dass die Antigen-präsentierende Zelle auf ein Pathogen getroffen ist.

Danach werden verschiedene, durch Zytokine vermittelte Ereignisse initiiert, die zu komplexen Interaktionen zwischen verschiedenen T-Zell-Subpopulationen führen. Durch Interleukin-2-Sekretion von Th-Vorläuferzellen werden Klone von aktivierten T-Zellen induziert (Th0), die wiederum eine Interleukin-4-Sekretion auslösen. Die Interleukin-4-Sekretion führt zur Differenzierung der Th1- und Th2-Subpopulationen, wobei Th2-Zellen selbst Interleukin-4, -5, -6, -10 und -13 freisetzen. Die Th2-gesteuerte Sekretion von Zytokinen stimuliert die Differenzierung und Proliferation von B-Zellen zu Vorläufern von Plasmazellen und von Gedächtnis-B-Zellen, die dieselbe Spezifität aufweisen und schließlich Antikörper gegen die ursprünglichen Polysaccharid-Antigene produzieren. Obwohl Th1- und Th2-Zellen einen wechselseitigen inhibitorischen Effekt ausüben, sind beide in der Lage, eine T-Zell-abhängige B-Zell-Antwort zu induzieren [11]. Bei der Immunantwort auf Pneumokokken-Konjugatimpfstoffe führt die Th1-Antwort z.B. zu einem "Switch" der Antikörper auf IgG2-Subklassen und der Th2-Antwort auf IgG1-Subklassen.

■ Die Interaktion zwischen T- und B-Zellen

Im Rahmen der primären Immunantwort auf Polysaccharid-Konjugate ist die T-zelluläre Unterstützung begrenzt. Spezielle Antigen-präsentierende dendritische Zellen sind zunächst für das T-Zell-"Priming" notwendig, da eine Aktivierung von naiven T-Zellen nicht durch naive B-Zellen erfolgen kann [12]. Nach dem entsprechenden Priming können auch Polysaccharid-spezifische B-Zellen als Antigen-präsentierende Zellen für T-Zellen fungieren und in Interaktion mit diesen treten. Diese B-Zellen können die Konjugate aufspüren, mittels Rezeptor-vermittelter Endozytose aufnehmen und das Trägerprotein zusammen mit MHC-Klasse-II-Molekülen auf ihrer Oberfläche präsentieren. Reife Th2-Zellen mit Trägerprotein-spezifischen T-Zellrezeptoren erkennen den Peptid-MHC-Klasse-II-Komplex. Daraufhin folgt ein direkter Kontakt zwischen B- und T-Zelle. Die Interaktion des B-Zell-Oberflächen Molekül B7 mit dem T-Zell Molekül CD28 führt zur IL-2 Sekretion und zur Expression des IL-2-Rezeptors durch die T-Zelle. Die stimulierte T-Zelle reguliert

CD40L hoch und sezerniert IL-4 zur B-Zell-Stimulation (☞ Abb. 2.1). Dieser aktivierende Kontakt führt wahrscheinlich zur B-Zell-Aktivierung und -Proliferation in den Keimzentren (germinal centers). Die aktivierten B-Zellen können ihrerseits wieder Zytokine freisetzen, die die Antikörper-Produktion anderer in der Nähe befindlicher Polysaccharid-spezifischer B-Zellen induzieren, ohne dass diese einen direkten Kontakt zu T-Zellen haben. Die aktivierten B-Zellen differenzieren danach in Antikörper-sezernierende Plasma-Zellen oder in Gedächtniszellen [13]. Das Trägerprotein von Konjugatimpfstoffen kann dabei sowohl als Träger als auch als Adjuvans agieren und führt daher zu einer noch stärkeren T-Zell-abhängigen Immunantwort.

■ Die B-Zell-Reifung

Das erste Aufeinandertreffen mit einem Antigen aktiviert eine große Zahl von B-Zellen mit einer sehr unterschiedlichen Affinität (= Kraft einer einzelnen Ag-Ak-Bindung) [14]. Während der B-zellulären Proliferation in den Keimzentren kommt es bei den Genen, die für die variablen Teile von Antikörper kodieren, zu somatischen Hypermutationen. Die kontinuierliche Selektion von B-Zell-Klonen mit hoher Affinität bei gleichzeitiger Verminderung der vorhandenen Antigen-Konzentration führt zur Reifung der Avidität. Der Wettbewerb um freies Antigen ist initial der treibende Prozess in der Affinitätsreifung. Nachdem das freie Antigen verschwunden ist, wird der Prozess durch follikuläre dendritische Zelle kontrolliert. Dabei überleben B-Zellen mit hoher Affinität zu Antigenen auf der Oberfläche follikulärer dendritischer Zellen, während B-Zellen mit niedriger Affinität durch Apoptose und Makrophagen-gesteuerte Phagozytose zerstört werden.

Nach der ersten Impfung mit einem Konjugatimpfstoff erscheinen Antikörper-sezernierende Zellen rasch im Knochenmark. Diese Zellen sezernieren jedoch nur Antikörper mit einer niedrigen Avidität und haben nur eine kurze Lebensdauer von etwa 2 Wochen. Frische Plasmazellen mit höherer Avidität kommen aus den Keimzentren der Lymphknoten und ersetzen diese ersten Zellen im Knochenmark. Die größte Konzentration wird hierbei nach etwa 6-7 Wochen erreicht [13]. Möglicherweise werden, sobald sich die Antigenmenge in den Keimzentren vermindert, hoch-affine Antigen-Antikörper Komplexe in der Nähe der Oberfläche dendritischer Zellen gebildet. Hoch-affine B-Zellen können dann gleichzeitig mit Antikörpern und Antigen innerhalb des Komplexes durch Fcγ II (IgG-Rezeptoren auf der Oberfläche von Phagozyten, B-Lymphocyten, NK-Zellen und dendritischen Zellen) und B-Zell-Rezeptoren interagieren. Die Verbindung von Fcγ II und B-Zell-Rezeptoren verhindert schließlich die B-Zell-Proliferation sowie die weitere Ausbildung von Plasmazellen und führt zur Bildung von Gedächtnis-B-Zellen mit hoher Avidität [13].

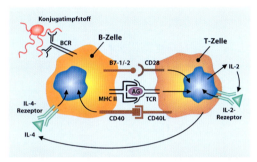

Abb. 2.1: Aus Guttormsen et al. Cognate Stimulatory B-Cell-T-Cell Interactions; Infection and Immunity 1999.

■ Ausbildung des immunologischen Gedächtnisses

Von hoher Wichtigkeit für die Impfstoffprävention ist das durch Konjugatimpfstoffe ausgelöste immunologische Gedächtnis und sein Beitrag zur Langzeit-Schutzwirkung gegen invasive Infektionen durch bekapselte Bakterien. Die derzeitigen Konjugatimpfstoffe induzieren zwar ein lang anhaltendes Polysaccharid-spezifisches B-Zell-Gedächtnis, können jedoch kein Erreger-spezifisches T-Zell-Gedächtnis hervorrufen. Die Entwicklung von Gedächtniszellen für die humorale Immunität hängt von der Aktivierung von Trägerprotein-spezifischen T-Zellen ab und wird durch langlebige Polysaccharid-spezifische B-Zellen vermittelt, die Antikörper mit einer hohen Avidität exprimieren können [15]. Im Gegensatz zu Gedächtnis-T-Zellen, deren Lebensdauer von der Präsenz von Antigen abhängig zu sein scheint [16], können Gedächtnis-B-Zellen unabhängig vom weiteren Kontakt mit dem Antigen persistieren [17]. Das deutet daraufhin, dass die B-Zell-Immunität sogar ohne weitere Booster fortbestehen kann. Auch langlebige Plasmazellen könnten zur Aufrechterhaltung der Schutzwirkung beitragen. Der theoretisch optimale Weg zur Erreichung einer dauerhaften Immunität wäre die Hinzufügung eines natürlichen, gemeinsam mit den Kapsel-Polysacchariden exprimierten T-Zell-Epitops (z.B. ein Pneumokokken-Oberflächen-Protein) zu Konjugatimpfstoffen. Dies könnte zum Gleichgewicht in der Immunantwort beitragen, den natürlichen Prozess der Immunitätsentwicklung noch genauer nachbilden [18] und somit möglicherweise die Schutzwirkung weiter verbessern.

che der B-Zellen präsentiert. Der gemeinsame Komplex wird durch aktivierte Th2-Zellen erkannt, die daraufhin Interleukin (IL)-4, IL-5 und IL-6 produzieren. Diese Zytokine wiederum veranlassen die B-Zellen dazu, sich zu differenzieren und IgG-Moleküle mit hoher Polysaccharid-Spezifität zu exprimieren, die in den Lymphfollikeln reifen. Nur B-Zellen mit höchster Affinität differenzieren zu Plasmazellen, die IgG-Antikörper mit hoher Bindungsaffinität zu bekapselten Bakterien produzieren, welche zu Opsonierung und Komplement-vermittelter Bakterizidie befähigen. Die Entstehung von Memory-B-Zellen ist von entscheidender Bedeutung für protektive Immunität gegenüber bekapselten Erregern.

■ Entwicklung der Konjugatimpfstoffe

In den vergangenen 20 Jahren haben Impfstoff-Hersteller Konjugatimpfstoffe auf unterschiedliche Weise entwickelt. Diese Impfstoffe unterscheiden sich jeweils in den verwendeten Trägerproteinen, dem Konjugationsmechansimus sowie in der Anzahl der eingeschlossenen Serogruppen.

So variiert die Anzahl der Pneumokokken-Serogruppen, die derzeit in Impfstoffen in klinischer Prüfung sind, zwischen mindestens 7 Serogruppen (Typ 4, 6B, 9V, 14, 18C, 19F und 23F) und maximal 13 Serogruppen (1, 3, 4, 5, 6A, 6B, 7F, 9V, 14, 18C, 19A, 19F, and 23F). Zugelassen ist bisher jedoch nur der 7-valente Pneumokokken-Konjugatimpfstoff, dessen Sicherheit und Wirksamkeit in U.S.-amerikanischen Studien eindrucksvoll belegt werden konnte. Die Menge an Polysaccharid unterscheidet sich je nach verwendetem Impfstoff und liegt zwischen 1 μg bis 10 μg. In der Regel enthalten Pneumokokken-Konjugatimpfstoffe weniger Polysaccharid als die zugelassenen *H. influenzae*-Typ b-Konjugatimpfstoffe, jedoch eine wesentlich höhere Anzahl an Serogruppen. Die maximale Anzahl an Serogruppen, die in einen Impfstoff eingeschlossen werden kann, ist unklar, jedoch ist mit 13 Serogruppen zumindest derzeit wahrscheinlich die obere Grenze erreicht. Wenn mit zunehmender Zahl der Serogruppen zuviel Trägerprotein verwendet werden muss, kann hierdurch die Immunantwort auf die Polysaccharid-Antigene negativ beeinflusst werden.

Verschiedene Trägerproteine kommen bei Konjugatimpfstoffen zur Anwendung. Bei *H. influenzae*-Konjugatimpfstoffen wurde das Polyribosylribitol (PRP) jeweils an vier verschiedene Trägerproteine gekoppelt: Diphtherie-Toxoid (PRP-D), Tetanus-

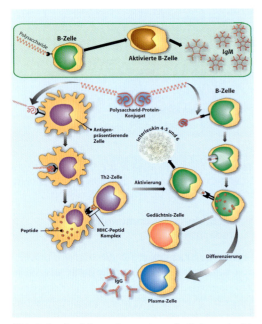

Abb. 2.2: Antikörper-Antwort auf Polysaccharid-Antigen und Polysaccharid-Protein-Konjugat.
A: Das Polysaccharid-Antigen bindet an den IgM-Rezeptor an der Oberfläche einer B-Zelle im lymphatischen Gewebe. Nach Aktivierung produziert und sezerniert die B-Zelle IgM-Antikörper. Die einzlnen Fab-Fragmente des IgM-Antikörpers haben nur eine schwache Affinität. Da der IgM-Antikörper aber 10 Fab-Fragmente besitzt, ist die Avidität des IgM-Moleküls insgesamt hoch.
B: Das Polysaccharid-Protein-Konjugat wird von Dendritischen Zellen aufgenommen, die Peptide des Protein-Konjugat-Anteils T-Helfer 2 (Th2)-Zellen präsentieren. Andere Moleküle des Konjugats binden an B-Zellen, die IgM-Rezeptoren für den Kohlenhydrat-Anteil besitzen. Sie werden nach Endozytose von B-Zellen prozessiert und die prozessierten Peptide gemeinsam mit MHC Klasse II-Molekülen auf der Oberflä-

Toxoid (PRP-T), *Neisseria meningitidis*-outer-membrane-protein-complex (PRP-OMP), und eine nicht-toxische Variante von Diphtherie-Toxin gekoppelt an ein Oligosaccharid (HbOC-CRM 197). Prinzipiell dieselben Trägerproteine werden für die Konjugation von Pneumokokken-Impfstoffen verwendet. Bei dem zugelassenen 7-valenten Pneumokokken-Konjugatimpfstoff wird z.B. eine nicht-toxische Variante von Diphtherie-Toxin (CRM197) verwendet. Andere verwendete Trägerproteine sind *H. influenzae* Protein D (PD), *N. meningitidis*-outer-membrane-protein-complex (OMPC), sowie Diphtherie (D) und Tetanus (T) Toxoid. Zwei der derzeit drei zugelassenen Meningokokken C Konjugatimpfstoffe sind ebenfalls an die nicht-toxische Variante von Diphtherie-Toxin (CRM197) gebunden, ein weiterer an Tetanus-Toxoid.

Alle Konjugationsimpfstoffe unterscheiden sich darüber hinaus im biochemischen Prozess, durch den die Konjugation zwischen dem Trägerprotein und den Polysacchariden durchgeführt wird.

 Fazit

Die Entwicklung des Prinzips der Konjugatimpfstoffe hat die Impfprävention der letzten zwanzig Jahre entscheidend verändert, wenn nicht revolutioniert. Erstmals ist es möglich, gegen die häufigsten bakteriellen Erreger von invasiven Erkrankungen mit hochwirksamen, immunogenen und sicheren Impfstoffen präventiv vorzugehen. Die Methode der Konjugation hat damit eine neue Ära von Impfstoffen eingeleitet, die gemäß den gegenwärtigen und zukünftigen epidemiologischen Anforderungen verändert und weiterentwickelt werden müssen.

2.4. Literatur

1. Artenstein MS et al. Prevention of meningococcal disease by group C polysaccharide vaccine. N Engl J Med, 1970. 282:417-20.

2. Gotschlich EC, Liu TY, Artenstein MS. Human immunity to the meningococcus. 3. Preparation and immunochemical properties of the group A, group B, and group C meningococcal polysaccharides. J Exp Med 1969;129: 1349-65.

3. Richmond P et al. Meningococcal C polysaccharide vaccine induces immunologic hyporesponsiveness in adults that is overcome by meningococcal C conjugate vaccine. J Infect Dis 2000;181:761-4.

4. Austrian R et al. Prevention of pneumococcal pneumonia by vaccination. Trans Assoc Am Physicians 1976; 89:184-94.

5. Anderson P et al. Immunization of humans with polyribophosphate, the capsular antigen of Hemophilus influenzae, type b. J Clin Invest 1972;51:39-44.

6. Schneerson R et al. Immunity to disease caused by Hemophilus influenzae type b. II. Specificity and some biologic characteristics of "natural," infection-acquired, and immunization-induced antibodies to the capsular polysaccharide of Hemophilus influenzae type b. J Immunol 1971;107:1081-9.

7. Schneerson R et al. Preparation, characterization, and immunogenicity of Haemophilus influenzae type b polysaccharide-protein conjugates. J Exp Med 1980;152: 361-76.

8. Balmer P, Borrow R, Miller E. Impact of meningococcal C conjugate vaccine in the UK. J Med Microbiol 2002;51:717-22.

9. Black S et al. Efficacy, safety and immunogenicity of heptavalent pneumococcal conjugate vaccine in children. Northern California Kaiser Permanente Vaccine Study Center Group. Pediatr Infect Dis J 2000;19:187-95.

10. Lanzavecchia A, Sallusto F. Dynamics of T lymphocyte responses: intermediates, effectors, and memory cells. Science 2000;290:92-7.

11. Smith KM et al. Th1 and Th2 CD4+ T cells provide help for B cell clonal expansion and antibody synthesis in a similar manner in vivo. J Immunol 2000;165(6):3136-44.

12. Ronchese F, Hausmann B. B lymphocytes in vivo fail to prime naive T cells but can stimulate antigen-experienced T lymphocytes. J Exp Med 1993;177:679-90.

13. Tarlinton DM, Smith KG. Dissecting affinity maturation: a model explaining selection of antibody-forming cells and memory B cells in the germinal centre. Immunol Today 2000;21:436-41.

14. Berek C, Ziegner M. The maturation of the immune response. Immunol Today 1993;14:400-4.

15. Goldblatt D et al. The induction of immunologic memory after vaccination with Haemophilus influenzae type b conjugate and acellular pertussis-containing diphtheria, tetanus, and pertussis vaccine combination. J Infect Dis 1999;180:538-41.

16. van Essen D et al. Cellular interactions involved in Th cell memory. J Immunol 2000;165:3640-6.

17. Maruyama M, Lam KP, Rajewsky K. Memory B-cell persistence is independent of persisting immunizing antigen. Nature 2000;407:636-42.

18. Briles DE et al. The potential for using protein vaccines to protect against otitis media caused by Streptococcus pneumoniae. Vaccine 2000;19:87-95.

Pneumokokken: Das Krankheitsbild

3. Pneumokokken: Das Krankheitsbild

Pneumokokken haben aus historischen und epidemiologischen Gründen eine überragende Bedeutung in der Medizin. Die Erreger wurden bereits Ende des 19. Jahrhunderts in Zusammenhang mit Lobärpneumonien gebracht. Die zentrale Rolle von Antikörpern in der Immunabwehr gegen extrazelluläre Mikroorganismen geht auf Experimente mit Pneumokokken zurück. Die Erkenntnis, dass protektive Antikörper gegen Kapselpolysaccharide von Pneumokokken gerichtet sind, war die Basis für die Entwicklung von Impfstoffen gegen Pneumokokken und andere bakterielle Infektionserreger.

Pneumokokken sind die häufigste Ursache für invasive Infektionen im Kindesalter. Invasive Infektionen sind definiert als der Nachweis von Mikroorganismen in sterilen Körperflüssigkeiten (z.B. Blut, Liquor, Pleuraflüssigkeit) bei klinischen Zeichen einer systemischen Infektion. Pneumokokken sind Hauptverursacher von Infektionen des Respirationstraktes (vor allem Otitis media, Pneumonie) im Kindes- und im Erwachsenenalter und sind mit einer relevanten Letalität verbunden. Die Verbreitung von Antibiotikaresistenzen nimmt weltweit zu, auch in Deutschland zeichnen sich therapeutische Probleme in der Zukunft ab.

3.1. Mikrobiologie und Immunologie

Pneumokokken sind gram-positive, α-hämolytische, nicht-katalase-bildende Bakterien der Gattung Streptokokken und werden als *Streptococcus pneumoniae* bezeichnet. Von anderen Streptokokken unterscheiden sie sich durch ihre Empfindlichkeit gegenüber Optochin und Gallesalzen. Die Genomsequenzen von einem klinischen Meningitis-Isolat (*S. pneumoniae* Serogruppe 4) und einem Laborstamm (*S. pneumoniae* R6) sind bekannt und publiziert.

Der wichtigste bakterielle Virulenzfaktor der Pneumokokken (☞ Tab. 3.1) ist die Kapsel. Nur bekapselte Pneumokokken sind für den Menschen pathogen. Allerdings sind Übergänge von unbekapselte in bekapselte Bakterien möglich. Die Kapsel besteht aus Polysacchariden und vermittelt den Schutz der Bakterien vor Phagozytose durch polymorphkernige Leukozyten (PMN). Im Zusammenspiel von PMN mit Antikörpern und Komplement (sog. Opsonierung) ist der Schutz vor Phagozytose überwindbar und die Kapsel kann so eine typenspezifische protektive Immunabwehr induzieren. Die absolute Schutzschwelle der Antikörpertiter ist nicht definiert. In Analogie zu *H. influenzae* wird von einem sicheren Langzeitschutz bei Antikörpertitern über 1 µg/ml ausgegangen, kein Schutz besteht bei Titern unter 0,15 µg/ml. Die WHO empfiehlt als Grenzwert für einen ausreichenden Schutz eine minimale Antikörperkonzentration von 0,35 µg/ml. Diese Typenspezifität der Immunabwehr gegen einen Kapseltyp ist die Basis der Serotypisierung von Pneumokokken. Derzeit werden über 90 Serogruppen unterschieden, die in 46 Serogruppen zusammengefasst sind. Zwischen den einzelnen Serogruppen besteht eine gewisse Kreuzreaktivität. Es wird davon ausgegangen, dass Kinder unter 18 Monaten nach durchgemachter Pneumokokken-Infektion keine serogruppenspezifische Immunität entwickeln, weshalb diese Population ein Risikokollektiv für lokale und invasive Pneumokokken-Infektionen darstellt.

3.2. Pathogenese

Einziges Reservoir für Pneumokokken ist der Mensch. Jeder zweite Mensch wird im Laufe seines Lebens passager mit dem Bakterium im Nasopharyngealraum kolonisiert. Die transiente Kolonisation beginnt im 1.-2. Lebensjahr und ist im 2.-3. Lebensjahr am höchsten (maximal 60 % der Altersgruppe). Mit steigendem Alter sinkt die Kolonisationsrate und liegt bei durchschnittlich 5-10 % im Erwachsenenalter. Faktoren, wie Besuch von Kindertagesstätten, Altersheimen, Kasernen, häusliche Enge, Anzahl der Geschwister oder virale Atemwegsinfekte, erhöhen das Risiko des Trägertums. Weitere Risikofaktoren für eine Besiedelung mit Pneumokokken sind: bestimmte ethnische Zugehörigkeiten, Anzahl der Familienmitglieder, sozioökonomischer Status und Rauchen.

Neben der Kolonisation des Respirationstraktes ist eine Besiedelung der Vagina möglich (in < 1 % der Bevölkerung). Die vaginale Kolonisationsrate ist in den Entwicklungsländern möglicherweise höher.

Die Übertragung der Pneumokokken erfolgt in der Regel als Tröpfcheninfektion.

Erster Schritt der Kolonisation des Nasopharynxepithels im oberen Respirationstrakt ist die *Adhärenz*. Diese wird in erster Linie von bakteriellen Oberflächenproteinen (vor allem PsaA, CbpA, ChoP, ☞ Tab. 3.1) vermittelt. Oberflächenproteine binden nicht-kovalent an bestimmte Kohlenhydrate (z.B. Sialinsäure, N-Acetylglucosamin), an Proteoglykane (z.B. Heparan-, Chondroitin-, Dermatansulfat) und an den Rezeptor für PAF (platelet activating factor) des Nasopharynxepithels. Die bakterielle Standortflora kann je nach Art der Flora die Kolonisation begünstigen oder inhibieren. Parallel bestehende virale Atemwegsinfektionen ermöglichen neben einer Kolonisierung des Nasopharynxepithels auch eine Besiedelung der Alveolarzellen vom Typ II und prädisponieren so zu einer Infektion der tiefen Atemwege. Voraussetzung für eine Infektion mit Pneumokokken ist die *Invasion* und Ausbreitung im Gewebe. Im Vergleich zu anderen Streptokokken ist die Invasivität von *S. pneumoniae* gering, sie wird jedoch durch bestimmte Wirtsfaktoren begünstigt (☞ Tab. 3.2). Die Invasion wird in erster Linie durch die Pneumokokken-Zellwand vermittelt und erfolgte über eine Transzytose durch Epithel- oder Endo-

Virulenzfaktor	Funktion
Kapselpolysaccharid	Schutz vor Phagozytose
PspA (pneumococcal surface protein A)	Bindung an Sialinsäure des respiratorischen Epithels
PspC (pneumococcal surface protein C) oder CbpA (cholin binding protein A)	Bindung an Sialinsäure des respiratorischen Epithels
PsaA (pneumococcal surface adhesin A)	Bindung an N-Acetylglucosamin des respiratorischen Epithels; Regulation der Expression von Virulenzfaktoren
ChoP (cell wall phosphocholin)	Bindung an Rezeptor für PAF (platelet activating factor) des respiratorischen Epithels
Hyaluronidase	Degradation von Hyaluronsäure und Chondroitin im Bindegewebe
Autolysin	Freisetzung von Virulenzfaktoren bei Zelllyse
Neuraminidase	Spaltung der N-Acetylneuraminsäure im respiratorischen Sekret (reduzierte Viskosität); Spaltung von Glykolipiden, -proteinen und Oligosacchariden (vermehrte Exposition von N-Acetylglucosamin-Rezeptoren)
Pneumolysin	Zytotoxisch durch Porenbildung im respiratorischen Epithel; Inhibition der Zilien- und der Phagozytenfunktion; Binden von Komplement

Tab. 3.1: Auswahl von Virulenzfaktoren von Pneumokokken und ihre Funktion.

thelzellen. Eine Ausbreitung im Gewebe wird durch die Virulenzfaktoren Hyaluronidase und Neuraminidase erleichtert. Nach Vermehrung der Pneumokokken im Gewebe und Autolyse wird das zytoplasmatische Protein Pneumolysin freigesetzt, das zytotoxisch wirkt und über eine Bindung von Komplement und eine Inhibition von Phagozyten eine Disseminierung im Blut ermöglicht. Andere Zellwandbestandteile (vor allem Teichon- und Lipoteichonsäuren) induzieren nach Invasion eine proinflammatorische Immunantwort, die zur Pathogenität der Pneumokokken-Infektion beiträgt. Vor allem bei der Pneumokokken-Meningitis spielt eine überschießende Immunantwort die entscheidende pathogenetische Rolle. Die proinflammatorischen Zytokine Interleukin-1, Interleukin-6 und Tumornekrosefaktor-α erhöhen die Gefäßpermeabilität und induzieren einen Influx von neutrophilen Granulozyten (PMN). Die erhöhte Gefäßpermeabilität führt zu einem Hirnödem mit erhöhtem Hirndruck, die Freisetzung von reaktiven Sauerstoffradikalen aus PMN zu einer gestörten Autoregulation der zerebralen Perfusion mit Ischämie. Erhöhter Hirndruck und Ischämie induzieren eine Apoptose von Neuronen mit Funktionsverlust.

Eine lokale Invasion und Ausbreitung führt zu einer eitrigen Lokalinfektion (z.B. Otitis media, Sinusitis oder Pneumonie), eine hämatogene Ausbreitung zu einer Bakteriämie mit eventueller Absiedelung in Organen (☞ Abb. 3.1). Als invasive Pneumokokken-Infektionen (IPI oder IPD, invasive pneumococcal disease) werden Infektionen steriler Gewebe bezeichnet (i.e., Bakteriämie, Sepsis, Meningitis, Arthritis/Osteomyelitis und Peritonitis).

- Kinder < 2. Lebensjahr
- Erwachsene > 60.-65. Lebensjahr
- Keine Muttermilch bei Säuglingen im Alter von 2-11 Monaten
- Vorausgegangene Antibiotikatherapie
- Kürzlich durchgemachter Infekt der oberen Atemwege (vor allem Influenza-Infektion)
- Unterbringung in Gemeinschaftseinrichtungen wie Kindertagesstätten, Altersheim, Kaserne, Asylantenheim
- Bestimmte ethnische Zugehörigkeit (z.B. Afroamerikaner, amerikanische Indianer)
- Zigarettenexposition
- Verwendung von Schnullern (?)
- Humorale Immundefekte (Agammaglobulinämie, IgG-Subklassenmangel), T-Zelldefekte, Phagozytendefekte, Komplementmangel, andere Defekte der angeborenen Immunität (IRAK-4, NEMO, MyD88)
- Sichelzellanämie, Asplenie
- HIV-Infektion
- Immunsuppressive Therapie, Bestrahlung oder Zustand nach Organtransplantation bzw. Zustand nach Knochenmarktransplantation
- Neutropenie
- Ziliendysfunktion, Hypertrophie der Adenoide
- Chronische Lungenerkrankung (v.a. Asthma, Emphysem)
- Konnatale zyanotische Herzfehler, Herzinsuffizienz
- Chronisches Nierenversagen, nephrotisches Syndrom
- Zerebrospinale Flüssigkeitslecks, Cochlear Implant
- Diabetes mellitus
- Leberzirrhose, Alkoholismus
- Mangelernährung
- Unterkühlung, Stress

Tab. 3.2: Risikofaktoren für invasive Pneumokokken-Infektionen (adaptiert nach American Academy of Pediatrics, Pediatr 2000;106:362-366).

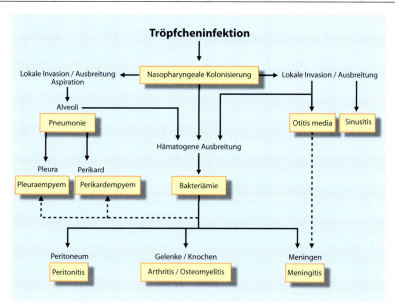

Abb. 3.1: Pathogenese der Pneumokokken-Infektion (modifiziert nach Bogaert et al., Lancet Infect Dis 2006;6:144-154).

3.3. Epidemiologie

Pneumokokken sind weltweit im Kindesalter und im höheren Erwachsenenalter die häufigsten Erreger invasiver Infektionen. Weltweit sind mehr als 1 Millionen Todesfälle durch invasive Pneumokokken-Infektionen zu verzeichnen. Die Inzidenz invasiver Pneumokokken-Infektionen (IPD) nimmt aufgrund der AIDS-Epidemie und sozioökonomischer Verschlechterungen weltweit zu, in den Ländern mit Impfempfehlungen für den Pneumokokken-Konjugatimpfstoff geht sie zurück. Die unterschiedlichen Inzidenzen für IPD in den USA und Europa werden in erster Linie auf unterschiedliche Blutkulturentnahmeraten zurückgeführt. Die höchsten Inzidenzen wurden vor Einführung des Pneumokokken-Konjugatimpfstoffes in den USA bei Kindern unter 2 Lebensjahren berichtet (160-180 Fälle auf 100.000 Kinder unter 2 Jahren). In West-Europa schwankten die Inzidenzen bei den Unter-2-Jährigen zwischen 11 : 100.000 in Italien und 94 : 100.000 in Spanien. Im Durchschnitt wurde für West-Europa eine Inzidenz von 20-35 : 100.000 angegeben. Für Deutschland wurden aus den Jahren 1997-2002 IPD-Inzidenzen von 15-25 : 100.000 bei Kindern unter 2 Jahren berichtet.

Geschätzte jährliche Fallzahlen für Pneumokokken-Erkrankungen in Deutschland liegen bei 10.000-15.000 für invasive Infektionen, 250-1.000 für Meningitiden, 150.000-300.000 für Pneumonien und 300.000-600.000 für Otitiden. Gesicherte epidemiologische Daten zu invasiven Pneumokokken-Infektionen im Kindesalter in Deutschland werden über die ESPED (Erfassung seltener pädiatrischer Erkrankungen in Deutschland) erfasst. Vor Einführung des Pneumokokken-Konjugatimpfstoffes im Jahr 2001 wurden pro Jahr über dieses System im Kindesalter etwa 120-150 Meningitis-Fälle (geschätzte Dunkelziffer x 2) und 80-100 Septikämien (geschätzte Dunkelziffer x 10) erfasst.

Seit Einführung der allgemeinen Impfempfehlung mit Pneumokokken-Konjugatimpfstoffen in den USA ist die Inzidenz der IPD in allen Altersgruppen rückläufig, am ausgeprägtesten bei Kindern unter 2 Jahren (-80 %). Auch in Frankreich ist ein Rückgang der Pneumokokken-Meningitis um 82 % seit Einführung des Pneumokokken-Konjugatimpfstoffes beobachtet worden.

Pneumokokken-Erkrankungen treten ganzjährig auf, mit Häufung in der kalten Jahreszeit zwischen Oktober und März. Die jahreszeitliche Häufung im Winter wird auf die parallel vermehrt auftretenden viralen Atemwegserkrankungen zurückgeführt. Die meisten Pneumokokken-Infektionen treten in unseren Breiten sporadisch auf. In Afrika (Sub-Sahara) hingegen scheint die Pneumokokken-Meningitis, ähnlich zur Meningokokken-Meningitis, ein vermehrtes saisonales Auftreten in der Trockenzeit zu haben.

3.4. Klinik

Pneumokokken sind der führende Erreger bakterieller Infektionen des Respirationstraktes im Kindes- und Erwachsenenalter.

Die häufigste Manifestation im Respirationstrakt ist die **akute Otitis media**. Im Kindesalter sind 30-55 % der Mittelohrentzündungen mit Erregernachweis durch S. pneumoniae verursacht. Betroffen sind in erster Linie Säuglinge in der 2. Hälfte des 1. Lebensjahres. Die Erkrankung verläuft akut mit den klassischen Symptomen Fieber und akuten Ohrenschmerzen oder kann rezidivieren, da Pneumokokken vermutlich einen Biofilm im Mittelohr bilden, der sie vor einer Eradikation durch Antibiotika schützt. Beim Untersuchungsbefund fallen Tragusdruckschmerz, gerötete und evtl. vorgewölbte Trommelfelle mit Erguss im Mittelohr auf. Komplikationen einer akuten oder rezidivierenden Otitis media durch Pneumokokken sind permanenter Hörverlust, Sprachentwicklungsverzögerung (evtl. kombiniert mit kognitiver Entwicklungsverzögerung), Cholesteatom und Tympanosklerose. Ein Fortschreiten der Entzündung per continuitatem kann zu einer Mastoiditis, Meningitis, Sinusvenenthrombose oder Hirnabszess führen.

Bei lokaler Ausbreitung im respiratorischen Epithel der Nasennebenhöhlen kann eine **akute Sinusitis** entstehen. Alle Nasennebenhöhlen können betroffen sein, am häufigsten die Kiefer- und Stirnhöhle. Klassische Symptome der bakteriellen Sinusitis sind frontale, beim Vorbeugen betonte Kopfschmerzen, Fieber und eitrig-muköser Schnupfen. Beim Untersuchungsbefund ist ein Klopfschmerz über der betroffenen Nasennebenhöhle wegweisend. Bei Fortschreiten per continuitatem drohen ebenfalls eine Meningitis, Sinusvenenthrombose oder ein Hirnabszess.

Pneumokokken sind die häufigste bakterielle Ursache einer **Pneumonie** im Kindes- und Erwachsenenalter. 15-25 % der ambulant erworbenen Pneumonien im Erwachsenenalter bzw. 1/3 der Pneumonien im Alter von 1-5 Jahren sind durch S. pneumoniae bedingt. Die Erkrankung beginnt akut. Die klassische Trias einer Pneumokokken-Pneumonie ist hohes Fieber, initial trockener, im Verlauf produktiver Husten und Tachypnoe. 25-30 % der Patienten klagen zusätzlich über Dyspnoe oder eine schmerzhafte Atmung. Beim Untersuchungsbefund imponieren Tachykardie, seitendifferent abgeschwächtes Atemgeräusch, feuchte Rasselgeräusche und gegebenenfalls eine Zyanose. Bei einer Unterlappenpneumonie oder Pneumonie im Kleinkindalter können die Patienten nur durch abdominelle Schmerzen auffallen. Hohes Fieber bei Lobärpneumonie kann aufgrund einer Nackensteifigkeit eine Meningitis vortäuschen. Im Zweifelfall muss zum Ausschluss einer Meningitis eine Lumbalpunktion erfolgen. Die Laboruntersuchungen ergeben in der Regel eine Leukozytose mit Linksverschiebung und eine deutliche Erhöhung der Entzündungsparameter CRP und BSG. Der Röntgen-Thorax zeigt klassischerweise eine lobäre Konsolidierung (☞ Abb. 3.2) als Ausdruck einer Lobärpneumonie (vor allem verursacht durch die Serogruppen 1, 5, 6, 7, 14 im Kindesalter bzw. Serogruppen 1, 2, 3, 5, 7, 8 im Erwachsenenalter). Das Infiltrat kann im Röntgen-Bild als Kugelform imponieren (so genannte Kugelpneumonie) und einen Tumor vortäuschen (☞ Abb. 3.3). In 30 % der Fälle ist eine Pneumokokken-Pneumonie von einem einseitigen Pleuraerguss begleitet (☞ Abb. 3.4), der in den seltensten Fällen Erreger-bedingt ist (d.h. im Pleurapunktat findet man kulturell in der Regel keine Pneumokokken). Selten entwickelt sich ein Pleuraempyem. Lokale Komplikationen einer Pneumokokken-Pneumonie sind ein Lungenabszess oder eine nekrotisierende Pneumonie. Beim Lungenabszess sind Kulturen regelhaft positiv, bei der nekrotisierenden Pneumonie häufig negativ. Die Letalität der Pneumokokken-Pneumonie liegt in unseren Breiten unter 5 % und ist in erster Linie abhängig von der Grunderkrankung bzw. dem Immunstatus des Patienten. In den Entwicklungsländern besitzt die Pneumokokken-Pneumonie eine erheblich höhere Morbidität und Letalität. In der Regel ist die Regenerationsfähigkeit der Lunge nach einer Lobärpneumonie durch S. pneumoniae gut und erfordert nur in Ausnahmesituationen eine Lobektomie. Die klinische Besserung tritt nach Einleitung einer antibiotischen Therapie in der Regel nach 24-36 Stunden, selten erst nach 4 Tagen ein, die radiologische Resolution kann 2-3 Wochen dauern.

3.4. Klinik

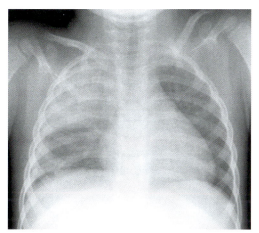

Abb. 3.2: Infiltrat des rechten Oberlappens mit Pleuraerguss rechts im Röntgen-Thorax bei einem 3-jährigen Mädchen mit Pneumokokken-Pneumonie.

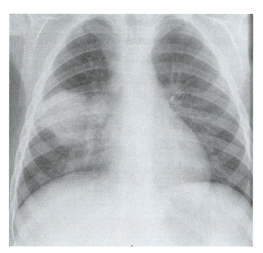

Abb. 3.3: Infiltrat im rechten Mittellappen mit angedeuteter Kugelform (so genannte Kugelpneumonie; Bild freundlicherweise von Herrn Prof. Dr. Markus Uhl, Radiologische Universitätsklinik Freiburg, zur Verfügung gestellt).

Neben der Lobärpneumonie kann auch eine Bronchopneumonie durch Pneumokokken (vor allem verursacht durch die Serogruppen 6, 18, 19 im jungen Kindesalter bzw. Serogruppen 3, 7, 8, 10, 18, 20 bei älteren Patienten) verursacht sein.

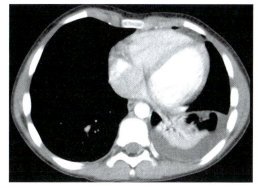

Abb. 3.4: Pneumonisches Infiltrat im linken Unterlappen mit Begleiterguss im CT-Thorax bei einem 11-jährigen Mädchen mit Pneumokokken-Pneumonie.

Eine **akute Bronchitis** kann ebenfalls Ausdruck einer Pneumokokken-Infektion sein.

Am Auge können Pneumokokken eine **akute Konjunktivitis** auslösen, die komplizierend als Ulcus serpens verlaufen kann. Eine **Orbitalphlegmone** oder andere Weichteilinfektionen können durch *S. pneumoniae* verursacht werden (☞ Abb. 3.5).

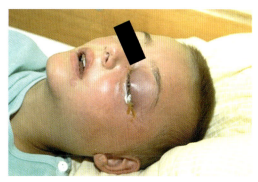

Abb. 3.5: Orbitalphlegmone am linken Auge bei einem 12-jährigen Jungen mit sekundärer Pneumokokken-Bakteriämie.

Als invasive Pneumokokken-Infektionen (IPD) werden Infektionen von sterilen Körperkompartimenten bezeichnet. IPD werden zwar gehäuft bei Patienten mit Risikofaktoren (vor allem hohes Lebensalter, Immunsuppression, ☞ Tab. 3.2) beobachtet, allerdings lässt sich - zumindest für das Kindesalter - in der Mehrzahl der Fälle (70-80 %) anamnestisch kein Risikofaktor eruieren, d.h. die meisten Kinder mit invasiver Pneumokokken-Infektion weisen keine bekannte Grunderkrankung oder Risikokonstellation auf. Neu beschrieben sind Defekte der angeborenen Immunität, die mit einem erhöhten Risiko für invasive Pneumokokken-Infektionen einhergehen (Defekte im Gen für IL-1 receptor-associated kinase 4 [IRAK4], NF-κB essential modulator [NEMO], MyD88). Im Gegensatz zur ersten Episode einer IPD findet man bei rekurrierenden invasiven Pneumokokken-Infektionen in 80 % der Fälle eine ursächliche Grunderkrankung. Die häufigste invasive Infektion ist eine **Bakteriämie**. Die Letalität der Pneumokokken-Bakteriämie liegt für Patienten mit Risikofaktoren bei bis zu 20 %, bei Kindern in Deutschland bei 0-3 %. Aus einer Pneumokokken-Bakteriämie kann sich eine **Sepsis** entwickeln. Die Sepsis durch *S. pneumoniae* ist die häufigste bakterielle Sepsisursache bei Kindern unter 2 Jahren. Klinisch ist sie durch die Leitsymptome Fieber oder Hypothermie, Schüttelfrost, Tachykardie, Tachypnoe und/oder Hautveränderungen (Petechien, Exantheme) gekennzeichnet. Im Verlauf können sich eine arterielle Hypotension mit Organdysfunktionen und eine Gerinnungsaktivierung entwickeln. Trotz intensivmedizinischer Maßnahmen ist die Letalität der Pneumokokken-Sepsis immer noch hoch (bis 40 %, in Deutschland 2-8 % im Kindesalter).

Die gefürchteste Manifestation einer invasiven Pneumokokken-Infektion ist die **Meningitis**. *S. pneumoniae* ist der häufigste bakterielle Auslöser einer Meningitis im Kindesalter (20 % der Meningitiden jenseits des Neugeborenenalters) und Erwachsenenalter (20-50 % der Meningitiden). Betroffen sind in erster Linie Säuglinge jenseits des 4. Lebensmonats und Kleinkinder bis 24 Lebensmonate. Im Neugeborenenalter sind Pneumokokken selten Erreger einer Meningitis. In 20 % der Fälle liegt ein Risikofaktor (vor allem Asplenie, Liquorleck, ventrikulo-peritonealer Shunt, Cochlear Implant, Fehlen opsonierender Antikörper) vor. Leitsymptome sind Fieber, Erbrechen und Meningismus. Letzteres Zeichen kann bei jungen Säuglingen fehlen. 20-30 % der Patienten fallen durch zerebrale Krampfanfälle auf. Die Liquorpunktion weist die Konstellation einer eitrigen Meningitis mit erhöhter Zellzahl (> 1.000 Granulozyten/μl, erniedrigtem Liquorzucker, erhöhtem Liquoreiweiß) auf. Eine Gramfärbung sollte durchgeführt werden, um gram-positive Diplokokken nachweisen zu können (gelingt im Kindesalter in 90 %, im Erwachsenenalter in 60 % der Fälle). Komplikationen einer Pneumokokken-Meningitis sind häufig. In Deutschland versterben 10 % der erkrankten Kinder (geringere Letalität bei den Unter-2-Jährigen). Die Letalität im Erwachsenenalter und in den Entwicklungsländern liegt deutlich höher (bis 50 %). Neurologische Folgeschäden in Form von Paresen, persistierenden Krampfanfällen, Hydrozephalus und kognitive Verluste erleidet jedes 3.-5. Kind. Hörverluste sind bei 20-30 % der Patienten zu verzeichnen. Seltenere Komplikationen sind Hirnabszess, epiduraler Abszess oder Sinusvenenthrombose. Eine zweite Fieberepisode, 7-10 Tage nach Beginn einer Pneumokokken-Meningitis oder -Pneumonie, ist in der Regel auf eine reaktive Immunkomplex-Erkrankung zurückzuführen und nicht Ausdruck eines Therapieversagens. In diesen Fällen ist nach Ausschluss einer Sekundärinfektion eine konsequente antiphlogistische Therapie indiziert.

Weitere, seltenere Manifestationen einer invasiven Pneumokokken-Infektion sind Endokarditis mit/ohne Perikarditis, Peritonitis, Arthritis und Osteomyelitis.

Die Pneumokokken-**Endokarditis** betrifft häufiger Erwachsene mit vorgeschädigter Herzklappe, verläuft akut und führt häufig zu einer Zerstörung der betroffenen Klappe (Perforation in 20 %, Abszess in 15 %). Die Letalität ist hoch (bis 60 % im Erwachsenenalter, keine Daten im Kindesalter).

Eine durch *S. pneumoniae* verursachte **Peritonitis** tritt gehäuft bei Patienten mit nephrotischem Syndrom auf, weshalb diese Patienten eine Penicillin-Prophylaxe erhalten sollten. Andere seltene gastrointestinale Manifestationen einer Pneumokokken-Bakteriämie sind Appendizitis und terminale Ileitis. Als Komplikationen sind Abszesse der Leber, Milz, Pankreas und Niere beschrieben.

Skelettale Absiedelungen einer Bakteriämie mit *S. pneumoniae* können zu einer **Arthritis** oder **Osteomyelitis** führen.

Eine fast ausschließlich im Kindesalter vorkommende Komplikation einer invasiven Pneumokokken-Infektion ist das **hämolytisch-urämische Syndrom** (HUS). Es tritt gehäuft nach Pleura- oder Perikardempyem auf, pathogenetisch scheint das Enzym Neuraminidase eine entscheidende Rolle zu spielen. Der Verlauf eines HUS durch Pneumokokken ist schwerer als bei anderen HUS-Ätiologien.

Auch **Wundinfektionen** mit Abszessbildung und Hautinfektionen können durch *S. pneumoniae* ausgelöst werden.

Eine Sepsis durch Pneumokokken nach Splenektomie wird als **OPSI** (overwhelming postsplenectomy infection) bezeichnet. Die meisten Postsplenektomie-Infektionen treten 2-3 Jahre nach Milzentfernung bei Kindern unter 6 Jahren auf. Im Vorfeld einer Splenektomie sollten Patienten gegen Pneumokokken aktiv geimpft werden, außerdem erhalten die Patienten eine Penicillin-Prophylaxe. Die gleichen Empfehlungen gelten für Patienten mit funktioneller Asplenie (z.B. bei Zustand nach Knochenmarktransplantation).

3.5. Diagnose

Der Beweis einer Pneumokokken-Infektion ist der kulturelle Erregernachweis von *S. pneumoniae* in sterilen Körperflüssigkeiten (Blutkultur, Liquor, Pleuraflüssigkeit, Aszites, Synovialflüssigkeit). Die Gramfärbung kann durch den Nachweis von gram-positiven Diplokokken die Verdachtsdiagnose erhärten. Die Blutkultur ist bei den meisten invasiven Pneumokokken-Infektionen positiv, bei der Pneumokokken-Pneumonie in 10-15 % der Fälle. Im Kindesalter stehen in der Regel begrenzte Blutvolumina für Blutkulturen zur Verfügung, daher sollte die gesamte Blutmenge in einer aeroben Blutkulturflasche bebrütet werden. Der Erregernachweis in Sekreten des Respirationstraktes (Sputum, Nasopharyngealsekret, Bronchoalveoläre Lavage) ist kein Beweis einer Infektion mit *S. pneumoniae*, da es sich um eine Kolonisation handeln kann. Der Nachweis von Pneumokokken in diesen Materialien kann nur als ein Hinweis auf die mögliche Ätiologie gewertet werden.

Das C-Polysaccharid-Zellwandantigen von *S. pneumoniae* kann im Urin oder Liquor mittels Latex-Agglutination oder Gegenstrom-Elektrophorese nachgewiesen werden. Die Spezifität des Tests bei invasiven Pneumokokken-Infektionen ist sehr gut (97 %), die Sensitivität gut (80 %). Zur Diagnose einer Pneumokokken-Pneumonie ist der Test im Sputum aufgrund einer geringeren Sensitivität nicht geeignet.

Eine neue diagnostische Möglichkeit ist die Bestimmung des Pneumolysin-Gens mittels PCR im Pleurapunktat oder im Liquor. In einer Studie gelang in 43 % der Fälle mit negativer Kultur bei Pleuraempyem mittels Pneumolysin-PCR der Nachweis von Pneumokokken im Pleurapunktat. Zu Bedenken gilt, dass mit diesem Test eine Unterscheidung zu anderen oralen Streptokokken aufgrund einer fast 100 %igen Homologie nicht möglich ist. Da diese Erreger jedoch in aller Regel keine Pneumonie oder Meningitis verursachen, ist diese Einschränkung des Testes eher akademischer Natur.

3.6. Therapie

Die Therapie einer Infektion mit *S. pneumoniae* stützt sich auf die 3 Säulen:

- Antibiotika
- Steroide bei Meningitis
- Therapie von Komplikationen

Antibiotikum der Wahl bei Pneumokokken-Pneumonien ist Penicillin G in altersentsprechender Dosierung. Alternativ können andere β-Laktamantibiotika, vor allem Amoxicillin und Cephalosporine wie Cefuroxim eingesetzt werden. Bei β-Laktamallergie sind Clindamycin oder Fluorquinolone (nicht im Kindesalter zugelassen) Alternativen, allerdings sollte die Empfindlichkeit im Labor nachgewiesen sein. Pneumokokken-Pneumonien ohne toxisches Krankeitsbild können ambulant oral behandelt werden, ansonsten werden sie initial intravenös therapiert. Die unkomplizierte Pneumokokken-Pneumonie wird 5-10 Tage antibiotisch behandelt.

Für invasive Pneumokokken-Infektionen, vor allem die Meningitis, sind die Cephalosporine Cefotaxim und Ceftriaxon Mittel der 1. Wahl. Bei β-Laktam-Allergie kommen Vancomycin oder Meropenem zum Einsatz. Bei kritisch kranken Patienten mit Herkunft aus einer Region mit erhöhten Raten an Resistenz gegen β-Laktamantibiotika der Cefotaxim-Gruppe wird die Kombination aus Cephalosporin plus Vancomycin empfohlen. Hier sollte die Cefotaximdosis auf 300 mg/kg Körpergewicht erhöht werden. Kritisch kranke Patienten mit Pneumokokken-Endokarditis sollten initial mit einer Kombination aus Cephalosporin plus Gentamicin behandelt werden. Invasive Pneumokokken-Infektionen werden für 10-14 Tage antibiotisch behandelt. Die Dauer kann sich bei Endokarditis, Abszessbildung und je nach Immunstatus und Therapieansprechen auf bis zu 6 Wochen verlängern.

Die Antibiotika-Resistenzsituation von S. pneumoniae in Deutschland ist im Vergleich zu anderen Regionen der Welt noch relativ günstig.

Die β-Laktamresistenz von S. pneumoniae wird durch Mutationen in Penicillin-bindenden Proteinen vermittelt, welche die Affinität von Penicillin und anderen β-Laktamantibiotika vermindern. Betroffen sind in diesem Fall alle β-Laktamantibiotika, inclusive Carbapeneme. Weltweit sind bis zu 80 % der Pneumokokken-Isolate gegen Penicillin resistent, in Deutschland ist die Rate in den letzten Jahren steigend und lag zuletzt bei 10 % (davon 1-2 % high-level Resistenz - definiert als MHK ≥ 2 µg/ml -, 9 % intermediäre Resistenz - definiert als MHK 0,12-1 µg/ml). Hoch-resistente Pneumokokken-Stämme sind teilweise noch empfindlich gegen Ceftriaxon oder Cefotaxim. Die Resistenzrate in Deutschland liegt bei 1-3 %. Bei Verdacht auf Vorliegen von penicillinresistenten Pneumokokken soll bei einer schweren Infektion (z.B. Meningitis, Sepsis, Endokarditis) zusätzlich ein Glykopeptidantibiotikum (Vancomycin, Teicoplanin) eingesetzt werden. Dies gilt in erster Linie für Patienten aus Ländern mit erhöhten Resistenzraten (z.B. Frankreich, Spanien, Ungarn). Risikofaktoren für eine Penicillin-Resistenz sind Immunsuppression und Antibiotikatherapie in den letzten 3 Monaten vor der Pneumokokken-Infektion.

Die Inzidenz der Makrolid-Resistenz von Pneumokokken ist weltweit rasch steigend. Sie wird durch Mutationen in den Genen *ermB, mef* bzw. der Bindestellen für Makrolide vermittelt. In Deutschland sind regional bis zu 25 % der Pneumokokken-Isolate gegen Makrolide resistent, weltweit bis zu 80 % der klinischen Isolate. Die hohen Resistenzraten schränken den Einsatz von Makroliden als first-line Antibiotika bei ambulant erworbenen Pneumonien ein. Bei der gezielten Antibiotikatherapie von Pneumokokken werden Makrolide nicht empfohlen.

Auch die Inzidenz der Fluorquinolon-Resistenz von Pneumokokken ist weltweit zunehmend (bis 13 %). In Deutschland sind die allermeisten Isolate noch gegen Fluorquinolone der Moxifloxacin-Gruppe empfindlich, weshalb diese Antibiotikaklasse als empirische Therapie bei ambulant erworbenen Pneumonien im Erwachsenenalter eingesetzt wird. Im Kindesalter sind Fluorchinolone aufgrund von Knorpelschädigungen im Tierversuch nicht zugelassen.

Als Multiresistenz wird eine Resistenz von S. pneumoniae gegen mindestens 3 verschiedene Antibiotikaklassen (in erster Linie β-Laktamantibiotika, Makrolide und Fluorquinolone, aber auch Tetrazykline, Chloramphenicol oder Folsäureantagonisten) bezeichnet.

Eine antibiotische Behandlung bei Kolonisation mit Pneumokokken ist nicht indiziert.

Die Pneumokokken-Meningitis sollte neben der raschen antibiotischen Therapie mit **Steroiden** in Form von Dexamethason (Dosis 0,15 mg/kg 4x/d) für 2-4 Tage behandelt werden. Steroide senken die Letalität im Erwachsenenalter (ein gleicher Effekt konnte im Kindesalter nicht gezeigt werden), die Rate der Hörverluste im Kindesalter (nicht im Erwachsenenalter) und möglicherweise die Rate an anderen neurologischen Ausfällen im Kindesalter (keine eindeutige Studienlage).

Vor allem nach Absetzen der Steroide kann eine zweite Fieberepisode bei einer Pneumokokken-Meningitis auftreten. Nach Ausschluss einer Komplikation kommen in diesen Fällen nicht-steroidale Antiphlogistika oder auch Steroide (in Einzeldosen) zum Einsatz.

Eine generelle Flüssigkeitsrestriktion bei Meningitis wird nicht empfohlen, da die zerebrale Perfusion bei Verlust der Autoregulation entscheidend von einem normalen Blutdruck abhängt. Bei Hyponatriämie als Zeichen eines SIADH ist allerdings eine Flüssigkeitsrestriktion geboten.

Die optimale Therapie der Pleuropneumonie ist umstritten, da in Studien bisher nicht gezeigt werden konnte, ob eine kombinierte invasiv-medikamentöse Therapie der rein medikamentösen überlegen ist. Ein signifikanter Pleuraerguss sollte punktiert werden, um die Erregerdiagnostik zu vervollständigen (Kultur, ggf. Pneumolysin-PCR) und eine Entlastung (maximal 10-20 ml/kg Körpergewicht) zu schaffen. Bei Zunahme des Ergusses über die nächsten 48 Stunden sollte eine Pleuradrainage eingelegt werden.

Die meisten Pleuraergüsse bei Pneumokokken-Pneumonien sind nicht Erreger-bedingt, sondern reaktiv verursacht und die Patienten profitieren von einer zusätzlichen antiphlogistischen Therapie. Sterile Flüssigkeitsansammlungen sollen bei signifikanter Menge primär drainiert werden (d.h. Pleuradrainage, Aszitesdrainage). Bei Pneumokokken-Endokarditis ist ein operativer Herzklappenersatz indiziert, falls ein Progress nach 48-stündiger Antibiotikatherapie, Abszessbildung, persistierend positive Blutkulturen oder eine Klappendysfunktion nach Ende der Antibiotikatherapie zu verzeichnen sind.

3.7. Literatur

1. American Academy of Pediatrics. Policy statement: recommendations for the prevention of pneumococcal infections, including the use of pneumococcal conjugate vaccine (Prevnar), pneumococcal polysaccharide vaccine, and antibiotic prophylaxis. Pediatrics 2000;106: 362-366.

2. Bogaert D, de Groot R, Hermans PWM. Streptococcus pneumoniae colonisation: the key to pneumococcal disease. Lancet Infect Dis 2004;4:144-154.

3. Cartwright K. Pneumococcal disease in western Europe: burden of disease, antibiotic resistance and management. Eur J Pediatr 2002;161:188-195.

4. Charpentier E, Tuomanen E. Mechanisms of antibiotic resistance and tolerance in Streptococcus pneumoniae. Microbes Infect 2000;2:1855-1864.

5. Garau J. Treatment of drug-resistant pneumococcal pneumonia. Lancet Infect Dis 2002;4:404-415.

6. Gillespie SH, Balakrishnan I. Pathogenesis of pneumococcal infection. J Med Microbiol 2000;49:1057-1067.

7. Jefferson T, Ferrani E, Curtale F et al. Streptococcus pneumoniae in western Europe: serotype distribution and incidence in children less than 2 years old. Lancet Infect Dis 2006.;6:405-410.

8. Leimkugel J, Adams Forgor A, Gagneux S et al. An outbreak of serotype 1 Streptococcus pneumoniae meningitis in northern Ghana with features that are characteristic of Neisseria meningitidis meningitis epidemics. J Infect Dis 2005;192:192-9.

9. Le Monnier A, Carbonelle E, Zahar JR et al. Microbiological diagnosis of empyema in children. Comparative evaluations by culture, polymerase chain reaction, and pneumococcal antigen detecetion in pleural fluids. Clin Infect Dis 2006;42: 1135-1140.

10. Mason EO, Wald ER, Tan TQ et al. Recurrent systemic pneumococcal disease in children. Pediatr Infect Dis J 2007;26:480-484.

11. Rüggeberg JU, Ketteler K, MacKenzie CR et al. Blood culture sampling rates at a German pediatric university hospital and incidence of invasive pneumococcal disease. Infection 2004;32:78-81.

12. Tonnaer ELGM, Graamans K, Sanders EAM et al. Advances in understanding the pathogenesis of pneumococcal otitis media. Pediatr Infect Dis J 2006;25:546-552.

Meningokokken: Das Krankheitsbild

4. Meningokokken: Das Krankheitsbild

4.1. Geschichte, Mikrobiologie und Immunologie

Schon aus dem 16. Jahrhundert sind Beschreibungen von meningokokkentypischen Erkrankungen bekannt. Die Erstbeschreibung geht auf Vieusseux 1805 zurück. Das verursachende Bakterium, *Neisseria meningitidis*, wurde 1887 identifiziert. *N. meningitidis* ist ein gramnegatives bekapseltes Bakterium, das in der Regel als semmelförmiger Diplococcus vorliegt. Insgesamt gibt es 13 Serogruppen von *N. meningitidis*, welche aufgrund der Zusammensetzung der Kapselpolysaccharide unterschieden werden. Für den Menschen sind vor allem die Serogruppen A, B, C, Y und W135 pathogenetisch bedeutsam. Stämme der Serogruppe A sind immer wieder für Epidemien und Pandemien verantwortlich. In Deutschland kommen Infektionen durch Neisserien der Serogruppe B am häufigsten vor, gefolgt von Stämmen der Serogruppe C, wobei die Prädominanz der Serogruppe B über C im Norden ausgeprägter ist als im Süden Deutschlands. Infektionen durch *N. meningitidis* durch Kapseltypen A, Y, W135 und nicht typisierbare Stämme sind deutlich seltener. Eine weitere Einordnung in Serogruppen und -subgruppen erfolgt anhand von äußeren Membranproteinen (outer membrane proteins) sowie in Immunotypen anhand von Lipooligosacchariden (☞ Abb. 4.1). Als wichtigster protektiver Faktor gegen invasive Meningokokkenerkrankungen gilt das Vorhandensein von kapseltypspezifischen bakteriziden Antikörpern. Solche werden nach Infektion durch Meningokokken, nach Immunisierung oder nach Besiedelung mit apathogenen Neisserien gebildet - so entstehen kreuzreagierende Antikörper nach Kolonisation mit *B. pumilus* oder apathogenen Neisserien wie *N. lactamica*.

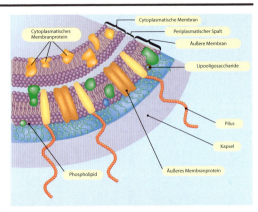

Abb. 4.1: Schematische Darstellung der Zellmembran von *N. meningitidis* (nach Rosenstein NE et al., NEJM 2001).

4.2. Epidemiologie

In Deutschland wurden zwischen 1990 und 2005 zwischen 599 und 877 Fälle mit invasiver Meningokokken-Erkrankung pro Jahr gemeldet, wobei von einer etwa 20 %igen Untererfassung ausgegangen werden muss. Dies entspricht im Mittel einer Inzidenz von 0,9/100.000 Einwohnern, 2005 lag sie bei 0,76/100.000 Einwohnern. Damit ist Deutschland eine "Niedrig-Inzidenz-Land" für invasive Meningokokkenerkrankungen. Bezogen auf das Lebensalter gibt es zwei Peaks mit deutlich erhöhter Inzidenz - im ersten Lebensjahr ist sie am höchsten. Bis zum Alter von 4 Jahren treten knapp 50 % aller invasiven Meningokokkenerkrankungen auf. Dem liegt eine Unreife des Immunsystems im Kleinkindalter zugrunde, welche nur eine ungenügende protektive Immunantwort auf bekapselte Erreger ermöglicht. Einen erneuten Anstieg der Inzidenz beobachtet man im jugendlichen Alter, wo die Inzidenz gegenüber der Gesamtinzidenz noch dreifach erhöht ist. Amerikanische Daten zeigen eine Zunahme der Inzidenz bei Jugendlichen und jungen Erwachsenen. So betrafen 28 % der Fälle der invasiven Meningokokkenerkrankungen, die zwischen 1992 und 1996 auftraten, Personen zwischen 12 und 29 Jahren. In Deutschland lagen die Inzidenzen 2005 für die unter 1jährigen bei 13,3/100.000, im Alter von 1 Jahr bei 6,9/100.000 und bei den 15-19-jährigen bei 2,8/100.000. Kontaktpersonen zu einem Index-Fall haben ein 600 bis 1000-fach erhöhtes Risiko, selbst zu erkranken. Meningokokkenerkrankungen kommen über das ganze Jahr verteilt vor, der Häufigkeitsgipfel liegt im späten Winter bzw. im beginnenden Frühjahr.

4.3. Pathogenese

Der Naso-Oropharynx des Menschen ist das einzige natürliche Reservoir für N. meningitidis. Meningokokken werden durch direkten Kontakt oder Tröpfchen von Mensch zu Mensch übertragen. Etwa 10 % der Kinder weisen während einer Epidemie eine asymptomatische Meningokokken-Besiedelung des Nasen-Rachen-Raums auf. Die Kolonisationsraten sind abhängig vom Alter - sie liegen bei 3 % bei den unter 4-jährigen und erreichen mit 37 % die höchste Rate in der Gruppe der 15- bis 24-jährigen -, sind aber auch abhängig vom sozioökonomischen Status und in Sammelunterkünften erhöht (Militär, Pilgerstätten etc.). Studien zeigen, dass es nur bei ca. 1 % der Träger eines pathogenen Neisserien-Stammes zu einer invasiven Infektion kommt. Das Risiko, an einer invasiven Meningokokkeninfektion zu erkranken, ist bei Neuaquisition einer Neisserienbesiedlung höher als bei vorbestehender Kolonisation. Passivrauchen sowie vorausgehende virale oder Mykoplasmen-Infektionen, aber auch enges Zusammenleben, niedriger sozioökonomischer Status sowie genetische Faktoren führen zu erhöhten Zahlen an Kolonisation und invasiven Infektionen. Komplementdefizienz, schwere humorale Immundefekte, jedoch auch IgG$_2$-Subklassenmangel und Asplenie sowie Polymorphismen in den an der Immunantwort beteiligten Genen können das Risiko für eine invasive Meningokokkenerkrankung ebenfalls erhöhen.

Zu einer Meningokokkenerkrankung kann es kommen, wenn die Bakterien die Abwehrmechanismen des Wirts überwinden. Hierbei kommt es zunächst zu einer Besiedelung des Nasen-Rachen-Raums; eine Schädigung der Mucosazellen z.B. durch eine vorausgegangene Virusinfektion oder Rauchen erhöht das Risiko einer Kolonisation. Pili gelten als die wichtigsten Adhäsionsfaktoren. Die äußeren Membranproteine binden an Rezeptoren der Epithelzellen und Phagozyten. Davon ausgehend kommt es zu einer induzierten Transzytose. Durch Pathogenitätsfaktoren wie Störung der Reifung des Phagosoms und Inaktivierung von IgA1 durch eine selektive IgA1-Protease kann die Abwehr überwunden werden. Ausgehend von der Transzytose kommt es zu einem Übertritt der Bakterien in die Blutbahn (Bakteriämie). Diese kann asymptomatisch bleiben, jedoch weisen Meningokokken zahlreiche Virulenzfaktoren auf, welche ein Überleben in der Blutbahn erleichtern. Hierzu zählt in erster Linie die Polysaccharidkapsel, welche vor allem einen Schutz vor der sofort vorhandenen so genannten angeborenen Immunität ("innate immunity"), im Wesentlichen Phagozytose und komplementvermittelte Lyse, darstellt. Über Transferrin-Bindungsproteine können Neisserien an Transferrin gebundenes Eisen aufnehmen und somit die Eisenvorräte des Wirts nutzen - eine essentielle Voraussetzung für eine invasive Infektion.

Kommt es nicht zu einer Elimination der Neisserien aus der Blutbahn, kann eine Meningokokkensepsis, oder durch Absiedelung eine fokale Infektion, z.B. im Bereich des Herzens oder der Knochen, resultieren. Überwinden Bakterien im Rahmen der Dissemination die Blut-Hirn- oder Blut-Liquor-Schranke, kann eine Meningitis resultieren. Letztere kann auch per continuitatem im Rahmen einer Sinusitis entstehen. Haben die Meningokokken die Blut-Hirn-Schranke überwunden, kommt es im Subarachnoidalraum zur ungehinderten Ausbreitung der Bakterien.

Die proinflammatorische Immunreaktion zielt auf die Elimination der Bakterien. Durch eine überschießende Reaktion trägt sie jedoch wesentlich zu typischen Gewebe- und Organschäden bei. Hierfür sind letztendlich sowohl proinflammatorische als auch antiinflammatorische Zytokine verantwortlich, welche insbesondere durch LPS (Endotoxin) aktiviert werden. Die Höhe der Endotoxinfreisetzung beeinflusst wesentlich die Stärke der Immunreaktion und damit vor allem bei der Meningokokkensepsis die Schwere des Krankheitsbildes; sie variiert erheblich in Abhängigkeit vom verursachenden Stamm. Interindividuelle Unterschiede in der Höhe der proinflammatorischen Zytokinantwort können ebenso für Schwere der Erkrankung, Letalität und Langzeit-Morbidität verantwortlich sein, jedoch weisen gerade die Patienten mit hohen antiinflammatorischen Zytokinen eine besonders hohe Letalität auf. Bei der Meningitis sind die Zytokine im Liquor ebenfalls erhöht, weisen jedoch ein anderes Muster auf als bei einer Meningokokkensepsis. Durch Schädigungen am Endothel kommt es zu einem Kapillarleck und konsekutiv zu Ödemen und Hypovolämie. Endotoxin, Zytokine und die Komplement- und Gerinnungsaktivierung tragen dabei über Entstehung von Anaphylatoxinen und Bradykinin zur Vasodilatation bei. Die Komplementaktivierung hat zudem Auswirkungen auf Immunantwort und Gerinnungsparameter. Die Erniedrigung der antithrombotischen Proteine ATIII, Protein C und S, die Bildung von intravaskulären Mikrothromben, vaskulitische Veränderungen der Gefäße sowie der veränderte Blutfluss begünstigen weiter das Entstehen einer disseminierten intravasalen Gerinnung (DIC). Das resultierende Nebeneinander von Vasodilatation und lokalisierter Vasokonstriktion sowie myokardialer Dysfunktion können Nekrosen als auch ein Kreislaufversagen verursachen. Im Vergleich zu Sepsiserkrankungen durch andere Bakterien scheint der kardialen Dysfunktion mit erhöhtem enddiastolischen Volumen und erniedrigter linksventrikulärer Verkürzungsfraktion, die 7-10 Tage anhalten kann, pathogenetisch eine wichtige Rolle zuzukommen. Auch ist die kardiale Mitbeteiligung mit einer schlechteren Prognose verbunden. Ist das Leitungssystem involviert, resultieren zusätzlich Arrhythmien. Die Nebenniere gilt als besonders anfällig für Nekrosen. Interessanterweise bleiben intrazerebrale Gefäße von Nekrosen ausgespart. Der Freisetzung von Elastase aus neutrophilen Granulozyten wird eine wesentliche Rolle in der Pathogenese eines ARDS zugeschrieben.

4.4. Klinisches Bild

Bedingt durch die individuelle Immunitätslage des Patienten, wie z.B. Bakterizidietiter und Höhe der Zytokinantwort auf Endotoxin, und durch die Pathogenitätsfaktoren des jeweiligen Meningokokkenstammes kommt es zu unterschiedlichen Verlaufsformen der Meningokokkenerkrankung. Gelingt es der körpereigenen Abwehr die Bakterien aus der Blutbahn zu entfernen, bleibt es bei einer Bakteriämie mit kurzen grippeartigen Symptomen. Ist dies nicht der Fall, resultiert eine symptomatische invasive Erkrankung. Auch hier sind mehrere Verlaufsformen möglich:

- Bakteriämie ohne Schock
- Bakteriämie mit Schock ohne Meningitis
- Bakteriämie mit Schock und Meningitis
- Meningitis
- Andere fokale Infektionen, z.B. Arthritis (hauptsächlich durch Meningokokken Typ W135), Perikarditis (hauptsächlich durch Meningokokken Typ C), Orbitalphlegmone, Phlegmone, Urethritis, Epiglottitis, Konjunktivitis, Sinusitis, Pneumonie
- Chronische Meningokokken-Bakteriämie

■ Transiente Bakteriämie

Eine vorübergehende Bakteriämie ist wahrscheinlich häufiger als bisher dokumentiert. Klinisch präsentieren sich die Patienten mit einer grippeartigen Erkrankung mit einem kurzen Fieberschub - eine Situation, in der häufig keine weiterführende Diagnostik durchgeführt wird, insbesondere keine Blutkultur.

■ Septische und meningitische Verlaufsformen

Die septischen und meningitischen Verlaufsformen machen jeweils etwa 20 %, die septische Verlaufsform mit Meningitis ca. 50-60 % der invasiven Erkrankungen aus. Daten aus den USA belegen, dass diese Verteilung jedoch in den jeweiligen Altersklassen unterschiedlich sein kann. So ist die rein septische Verlaufsform bei Jugendlichen und jungen Erwachsenen (40 %) und Erwachsenen (35 %) deutlich häufiger als bei Kindern jünger als 15 Jahre (20 %). Abhängig von der Verlaufsform der invasiven Meningokokkenerkrankung stehen unterschiedliche Symptome im Vordergrund. Auch die Prognose der Erkrankung ist sehr unterschiedlich und ist umso günstiger, je früher eine Behandlung in die Wege geleitet werden kann. Daher kommt der Früherkennung der Erkrankung eine hohe Bedeutung zu. Allen gemeinsam ist eine rasche Progredienz der Erkrankung, und damit in der Regel eine Krankheitsgeschichte von weniger als 24 Stunden. Nach Ablauf von 24 Stunden treten neue Symptome nur sehr selten auf. Nach 6 Stunden tritt häufig eine vorübergehende klinische Besserung ein, die die Interpretation der Befunde erschwert. Die typische "Lehrbuch"-Trias einer invasiven Meningokokkenerkrankung mit meningitischen Reizzeichen, veränderter Bewusstseinslage und petechialem Hautausschlag tritt erst spät im Krankheitsverlauf auf und ist nur inkonstant vorhanden (komplette Trias bei 44 % der Patienten, ☞ Tab. 4.1 und 4.3). Auf der anderen Seite sind die frühen Symptome von einer unspezifischen vira-

4.4. Klinisches Bild

Alter	< 1 Jahr		1-4 Jahre		5-14 Jahre		15-16 Jahre	
Stunden nach Krankheitsbeginn	Symptom	Median (IQR)	Symptom	Median (IQR)	Symptom	Median (IQR)	Symptom	Median (IQR)
0-4	Fieber	0 (0-6)	Fieber	0 (0-3)	Kopfschmerz	0 (0-12)	Kopfschmerz	0 (0-2)
	Berührungsempfindlichkeit	0 (0-7)	Berührungsempfindlichkeit	0 (0-10)	Übelkeit/Erbrechen	0 (0-22)	Halsschmerzen/Schnupfen	0 (0-9)
	Nahrungsverweigerung	1 (0-9)	Übelkeit/Erbrechen	3 (0-11)	Fieber	3 (0-13)	Durst	4 (1-39)
	Übelkeit/Erbrechen	1 (0-11)	Inappetenz	3 (0-13)	Auffälliges Hautkolorit	5 (0-29)		
	Schnupfen	2 (0-13)	Benommenheit	4 (0-11)	Inappetenz	6 (1-7)		
	Benommenheit	4 (0-14)	Beinschmerzen	6 (0-13)				
5-8	Diarrhoe	5 (0-9)	Kopfschmerzen	6 (3-10)	Durst	6 (2-16)	Gliederschmerzen	6 (0-20)
	Auffälliges Hautkolorit	5 (0-18)	Halsschmerzen/Schnupfen	7 (1-19)	Halsschmerzen/Schnupfen	7 (0-16)	Fieber	6 (1-16)
	Dyspnoe	5 (0-19)	Dyspnoe	7 (1-17)	Beinschmerzen	7 (0-15)		
	Beinschmerzen	7 (0-15)			Gliederschmerzen	7 (1-18)		
	Muskuläre Hypotonie	8 (1-19)						
	Hautausschlag	8 (4-18)						
9-12	Kalte Hände und Füße	9 (1-20)	Auffälliges Hautkolorit	9 (3-18)	Benommenheit	9 (1-21)	Inappetenz	9 (3-21)
	Gliederschmerzen	9 (4-22)	Gliederschmerzen	9 (4-18)	Berührungsempfindlichkeit	12 (2-22)	Übelkeit/Erbrechen	10 (3-19)
			Hautausschlag	9 (6-18)	Verwirrtheit	12 (8-24)	Beinschmerzen	12 (5-23)
			Krampfanfälle	9 (1-18)			Deutlich reduzierter Allgemeinzustand/Berührungsempfindlichkeit	12 (3-25)
			Diarrhoe	10 (6-14)				
			Kalte Hände und Füße	11 (2-17)				
			Verwirrtheit	11 (5-17)				
			Nackensteifigkeit	11 (8-17)				
			Lichtscheu	12 (6-27)				
13-16	Lichtscheu	13 (5-17)	Muskuläre Hypotonie	13 (8-20)	Kalte Hände und Füße	13 (7-26)	Benommenheit	14 (6-27)
	Bewusstlosigkeit	15 (6-17)			Hautausschlag	14 (8-21)	Dyspnoe	15 (13-17)
	Vorgewölbte Fontanelle	15 (3-20)			Nackensteifigkeit	15 (6-25)	Diarrhoe	16 (8-26)
	Nackensteifigkeit	15 (2-27)					Nackensteifigkeit	16 (6-30)
	Krampfanfall	16 (14-31)					Kalte Hände und Füße	16 (6-32)

Alter								
17-20	Durst	17 (7-27)			Lichtscheu	17 (5-39)	Lichtscheu Auffälliges Hautkolorit Hautausschlag	17 (5-29) 18 (4-29) 19 (11-26)
21-24			Bewusstlosigkeit	23 (17-42)	Diarrhoe Krampfanfälle	22 (20-25) 24 (9-79)	Verwirrtheit Bewusstlosigkeit	23 (13-30) 24 (19-41)
>24					Dyspnoe Bewusstlosigkeit	34 (10-57) 34 (11-52)	Krampfanfälle	26 (25-27)

Tab. 4.1: Reihenfolge des Auftretens von Symptomen bei invasiver Meningokokkeninfektion gegliedert nach Alter (nach Thompson et al., Lancet 2006).

4.4. Klinisches Bild

	< 1 Jahr	1-4 Jahre	5-14 Jahre	15-16 Jahre
Frühsymptome (Angaben in %)				
Beinschmerzen	5,3	30,6	62,4	53,3
Durst	3,4	6,4	11,4	12,6
Diarrhoe	9,9	7,8	3,1	5,5
Auffälliges Hautkolorit	20,6	16,8	18,5	19,0
Dyspnoe	16,2	9,7	7,1	12,1
Kalte Hände und Füße	44,0	46,7	34,9	44,4
Klassische Symptome (Angaben in %)				
Purpura	42,3	64,2	69,8	65,9
Nackensteifigkeit	15,5	28,1	45,9	52,9
Lichtscheu	24,5	24,1	26,4	35,5
Vorgewölbte Fontanelle	11,5			
Spätzeichen (Angaben in %)				
Verwirrtheit		42,8	49,4	47,6
Krampfanfälle	8,9	12,8	7,8	7,3
Bewusstlosigkeit	7	9,1	5,9	15,1

Tab. 4.2: Angaben zu Häufigkeiten von Symptomen der Meningokokken-Meningitis (Früh-/Spätzeichen, "klassische" Symptome) nach Alter. Die häufigsten Symptome wurden gelb unterlegt (nach Thompson et al., Lancet 2006).

len Infektion häufig nur schwer zu unterscheiden. Nimmt man zur Trias noch die Kopfschmerzen hinzu, so weisen jedoch immerhin 95 % der Patienten im Verlauf mindestens 2 der 4 Symptome auf, jedoch sind Zeitpunkt und Häufigkeit des Auftretens interindividuell und in den unterschiedlichen Altersgruppen, aber auch bei den verschiedenen Verlaufsformen unterschiedlich. Die Tab. 4.1 bis 4.3 dokumentieren dies eindrücklich. Die Reihenfolge des Auftretens ist in der Regel wie folgt: Fieber gefolgt von Sepsissymptomen, dann erst Auftreten von typischen Symptomen wie Hautblutungen und meningitischen Reizzeichen. Bei älteren Kindern ist der Ablauf etwas langsamer und meningitische Reizzeichen treten früher im Verlauf auf. Als frühe Zeichen gelten kalte Hände und Füße, Beinschmerzen (nicht bei Kindern unter 1 Jahr) und auffälliges Hautkolorit (☞ Tab. 4.1 und 4.3). Patienten mit Bakteriämie mit und ohne Schock haben im Median eine 12-stündige Vorgeschichte, die mit Schock und Meningitis ca. eine 15-18-stündige und die mit Meningitis allein eine von etwa 24 Stunden. Durch die initial unspezifischen Symptome einerseits und der andererseits besseren Prognose bei frühzeitigem Therapiebeginn ist das Zusammenstellen von Befundkonstellationen, die eine Diskriminierung zwischen invasiver Meningokokkeninfektion und anderen Ursachen erlauben, extrem wichtig. Patienten mit echtem Schüttelfrost, plötzlichem Beginn der Erkrankung mit hohem Fieber sowie Hautblutungen nach 6-12 Stunden sind verdächtig auf das Vorliegen einer Meningokokkensepsis. Im Unterschied zu Hautblutungen oder hämorrhagischen Ausschlag anderer Ursache wiesen Kinder mit einer Meningokokkeninfektion in einer Studie von Thompson [5] signifikante Unterschiede auf. Es traten häufiger mehr als 20 Läsionen auf, die maximale Größe der Läsionen war signifikant größer, häufiger war das Exanthem generalisiert; die typischen Läsionen wirkten scharf begrenzt, nekroseartig und waren nicht erhaben. Die Kombination eines hämorrhagischen Exanthems mit deutlich reduziertem Allgemeinzustand, Nackensteifigkeit, und Stabkernigen von mehr als 0,5/nl und/oder einem CRP von >68mg/l erhöhten die Wahrscheinlichkeit weiter. Die Verteilung von Hautblutungen im Abflussgebiet der V. cava superior spricht hingegen gegen eine invasive Meningokokkeninfektion. Bei Vorliegen der typischen Befunde wie Übelkeit, Erbrechen, Fieber und Nackensteifigkeit liegt die Diagnose einer Meningitis nahe, kann je-

	Prozentsatz	Zeitpunkt des Auftretens (Median in Stunden)
Symptome, die bei mehr als 50 % der Patienten vorliegen		
Fieber	93,3	1
Benommenheit	81,1	7
Übelkeit oder Erbrechen	76,4	4
Berührungsempfindlichkeit	66,6	4
Hämorrhagisches Exanthem	61,0	13
Inappetenz oder Nahrungsverweigerung	59,9	5
Symptome, die bei mehr als 20- 50 % der Patienten vorliegen		
Gliederschmerzen	48,5	7
Verwirrtheit	45,1	16
Kalte Hände und Füße	43,2	12
Kopfschmerzen	40,5	0
Beinschmerzen	36,7	7
Nackenschmerzen oder -steifigkeit	35,0	13
Lichtscheu	27,5	15
Halsschmerzen oder Schnupfen	23,6	5
Symptome, die bei weniger als 20 % der Patienten vorliegen		
Auffälliges Hautkolorit	18,6	10
Muskuläre Hypotonie	18,3	13
Vorgewölbte Fontanelle	11,5	15
Dyspnoe	10,8	11
Krampfanfälle	9,8	17
Bewusstlosigkeit	9,5	22
Durst	8,1	8
Durchfall	6,6	9

Tab. 4.3: Symptome der Meningokokken-Sepsis gegliedert nach relativer Häufigkeit bei allen Patienten, nicht nach Alter aufgeschlüsselt (nach Thompson et al., Lancet 2006).

doch bei Vorliegen von Verhaltensauffälligkeiten oder fokalen, zerebralen Symptomen erschwert sein. Die Hautblutungen treten bei Meningitis später im Verlauf auf.

■ Rein meningitische Verlaufsform

Die rein meningitische Verlaufsform ist am leichtesten zu erkennen und unterscheidet sich in ihrer Präsentation nur wenig von anderen bakteriellen Meningitiden. Die typische Nackensteifigkeit bzw. andere meningitische Reizzeichen treten jedoch spät im Krankheitsverlauf auf (> 12 Stunden) und sind vor allem bei älteren Kindern und Erwachsenen vorhanden. Vorausgehend sind unspezifische Symptome wie Fieber, Appetitlosigkeit, Übelkeit und Erbrechen, Irritabilität und Lichtscheu sowie bei älteren Kindern auch Kopfschmerzen.

■ Septische Verlaufsform

Bei der septischen Verlaufsform kommt der Früherkennung die größte Bedeutung zu. Nach neueren Publikationen sind frühe hinweisende Zeichen vor allem hohes Fieber, deutlich reduzierter Allgemeinzustand, nicht unterbrechbarer Schüttelfrost, starke Rücken- oder Muskelschmerzen v.a. der Oberschenkel sowie frühe Sepsiszeichen wie eine alterierte Mikrozirkulation und kalte Hände und Füße (☞ Tab. 4.1 bis 4.3). Die für die septischen Verlaufsformen typischen Hautveränderungen (☞ Abb. 4.2-4.3), Petechien und Ekchymosen, treten erst spät im Krankheitsverlauf auf und vor allem bei älteren Kindern und Erwachsenen (☞ Tab. 4.1). Vereinzelte Petechien früh im Krankheitsverlauf werden oft übersehen, insbesondere dann, wenn sie in Körperfalten oder mukosal vorliegen. Den Hautblutungen geht sehr häufig ein makulöses oder makulo-papulöses, auf Druck abblassendes Exanthem voraus, das von typischen Virusexanthemen nicht zu unterscheiden ist. Als Maximalform der Meningokokkensepsis gilt das Waterhouse-Friedrichsen-Syndrom, bei dem eine Nebennierenrindennekrose auftritt, die nicht mit dem Leben vereinbar ist.

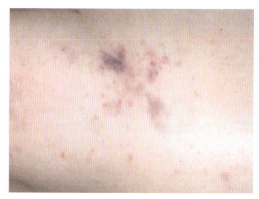

Abb. 4.2: Typische Hautveränderungen bei Meningokokken-Sepsis.

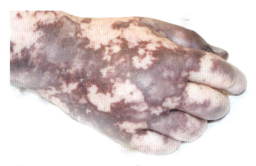

Abb. 4.3: Ekchymosen mit Übergang in Nekrosen bei Meningokokken-Sepsis.

■ Kombination von Meningitis und Sepsis

Die häufigste Verlaufsform der invasiven Meningokokkenerkrankung stellt die Kombination von Meningitis und Sepsis dar. Hier sind beide Symptomenkomplexe vereint. Sie verläuft schwerer als eine Meningitis alleine, jedoch weniger schwer als die rein septische Form.

■ Chronische Meningokokken-Bakteriämie

Die chronische Meningokokken-Bakteriämie ist eine seltene und häufig schwer zu diagnostizierende Verlaufsform einer invasiven Meningokokkenerkrankung: Definiert ist sie mit einer Krankheitsdauer von mehr als einer Woche, Fehlen von Meningitis und Exanthem, intermittierenden Fieberschüben sowie wandernden Arthralgien. Die Diagnose wird häufig verzögert gestellt. Für den Nachweis der Meningokokken-Bakteriämie sind oft mehrere Blutkulturen erforderlich. Während die Erkrankung bei adäquater antibiotischer Therapie rasch und folgenlos abheilt, kann es zu fatalen Verläufen bei ausbleibender antibiotischer Behandlung kommen.

■ Fokale Infektionen

Fokale Infektionen sind seltene Verlaufsformen. Abgesehen von den Erkrankungen des Nasen-Rachen-Raumes geht ihnen immer eine Bakteriämie voraus, die jedoch durch ihren grippeartigen unspezifischen Charakter häufig nicht als solche erkannt wird. Eine alleinige Manifestation als Pneumonie tritt fast ausschließlich im Erwachsenenalter auf - in einem französischen Kollektiv waren etwa 2/3 der Patienten älter als 70 Jahre und weitere 30 % zwischen 40 und 70 Jahren alt. Auch der Meningokokken-Typ scheint bei der Fokalität der Erkrankung eine Rolle zu spielen. So waren in diesem Kollektiv alle Arthritiden durch Meningokokken Typ W135 verursacht.

■ Komplikationen bei Sepsis

Bei der Sepsis sind dies vor allem Multiorganversagen, ARDS und Haut- und Extremitätennekrosen (☞ Abb. 4.2 und 4. 3), die bei 10-20 % der Patienten Amputation oder plastische Chirurgie erforderlich machen. Eine myokardiale Dysfunktion mit erhöhtem enddiastolischen Volumen und erniedrigter linksventrikulärer Verkürzungsfraktion, die die Kreislaufsituation aggraviert, kann 7-10 Tage anhalten und die ausreichende Volumensubstitution zur Behandlung des Schocks begrenzen. Bereits früh im Verlauf kann eine Anurie durch tubuläre und kortikale Nekrosen entstehen; eine daraus resultierende Niereninsuffizienz kann eine Überflutung der Lunge, insbesondere bei gleichzeitiger Beeinträchtigung der myokardialen Funktion bedingen. Muskelnekrosen können über eine Myoglobinurie ebenfalls zum Nierenversagen führen; dieses tritt in der Regel nach 2- 4 Tagen auf. Prophylaktisch sollte bei Rhabdomyolyse und stark erhöhter CK eine Alkalisierung des Urins durchgeführt werden. Durch Knochennekrosen können Osteolysen mit der Gefahr von Frakturen entstehen. Die Letalität der Sepsis wird zwischen 20 und 40 % angegeben und ist wesentlich nur durch eine frühe antibiotische, effektive präklinische sowie rechtzeitige maximale Intensivtherapie beeinflussbar (s.u.).

■ Komplikationen der Meningokokken-Meningitis

Im Gegensatz dazu liegt die Letalität der Meningokokken-Meningitis nur bei 1-5 %. Diese ist fast ausschließlich durch Einklemmung bei erhöhtem Hirndruck bedingt. Autopsieergebnisse zeigen, dass begleitend zur Meningitis häufig eine enzephalitische Komponente vorliegt. Neurologische Spätfolgen, insbesondere sensoneurinale Taubheit, mentale Retardierung, Spastik, Krampfleiden und Konzentrationsstörungen treten bei 8-20 % der Patienten nach Meningitis auf. Intrazerebrale Abszesse sind nach Meningokokken-Meningitis nicht beschrieben.

■ Immunkomplex-assoziierte Komplikationen (IAC)

Ca. 4-10 Tage nach Beginn der akuten Meningokokkenerkrankung kann es zu Immunkomplex-assoziierten Komplikationen (IAC) kommen. Dabei handelt es sich um eine Typ 3-Immun-Komplex-Hypersensitivitäts-Reaktion nach Gell und Coombs. Klinisch kann sich dies z.B. als erneuter Fieberanstieg, Arthritis, Vaskulitis, Episkleritis und Serositis wie Pleuritis oder Perikarditis äußern. Ca. 15 % aller Patienten, die wegen einer invasiven Meningokokkeninfektion auf einer Intensivstation lagen, entwickelten eine IAC. In anderen Publikationen schwanken die Angaben zwischen 6 und 11 % aller Kinder mit einer invasiven Meningokokkenerkrankung. Von o.g. Kollektiv hatten 60 % mehrere Manifestationen einer IAC. Am häufigsten traten Arthritiden auf, welche v.a. die großen Gelenke betrafen, jedoch sind auch polyarthritische Verlaufsformen möglich. Patienten mit IAC haben signifikant häufiger einen sekundären Fieberanstieg; Leukozyten- und CRP-Werte sind zu diesem Zeitpunkt in der Regel erhöht. Eine Perikarditis kann über eine Perikardtamponade zu einer sekundären hämodynamischen Verschlechterung führen. Risikofaktoren für die Entwicklung einer IAC sind Schwere der Erkrankung, jugendliches Alter sowie Leukopenie oder ausgeprägte Leukozytose zu Beginn der Erkrankung; auch Schock und Purpura gelten als Risikofaktoren.

Differentialdiagnostisch sollte eine IAC bei einem sekundären Anstieg von Fieber und Entzündungszeichen mit bedacht werden. So können u.U. nicht notwendige Untersuchungen und Therapieversuche vermieden werden.

4.5. Diagnose

Spezifische Diagnostik erfolgt bei Verdacht auf eine invasive Meningokokkenerkrankung. Damit kommt dem Erkennen des klinischen Bildes die Schlüsselfunktion in der Weichenstellung für die Diagnostik zu. So liegt zum Beispiel in 90 % aller Septikämien mit Hautblutung eine Meningokokkensepsis vor. Zur Verifizierung der Diagnose dienen vor allem kulturelle Verfahren. Die Abnahme einer Blutkultur vor Beginn der Therapie ist obligat und immer erforderlich. Bei Verdacht auf eine bakterielle Meningitis sollte zusätzlich eine Lumbalpunktion durchgeführt werden. Obwohl bei Meningitiden die intrazerebralen Drücke erhöht sind, sind ein CT und augenärztliche Untersuchungen in der Regel unauffällig - der Stellenwert dieser Untersuchungen muss daher in Bezug zu eventueller zeitlicher Verzögerung von anderer notwendiger Diagnostik und Therapie gesetzt werden. Eine Einklemmung als Folge einer Lumbalpunktion tritt extrem selten auf. Als Kontraindikation für eine Lumbalpunktion gelten ausgeprägte Thrombopenie oder Gerinnungsstörung, das Vorliegen einer Stauungspapille und ggf. fokal-neurologische Ausfälle. Bei Meningokokkensepsis mit Schockzeichen ist die Lumbalpunktion ebenfalls kontraindiziert, da diese eine dramatische Verschlechterung des Allgemeinzustandes auslösen kann. Neben Liquorkultur sollten auch Direktpräparat, Zellzählung und Differenzierung sowie chemische Untersuchungen (Laktat, Glukose, Eiweiß) erfolgen. Durch diese Untersuchungen lässt sich häufig schon rasch das Vorliegen einer bakteriellen Meningitis bestätigen und falls Bakterien im Liquor vorliegen, mittels Gramfärbung eine Eingrenzung des pathogenetischen Agens ermöglichen. Der Antigen-Nachweis im Liquor kann ergänzend durchgeführt werden, ist jedoch v.a. beim Vorliegen von Meningokokken Typ B nicht sensitiv genug. Es können Kreuzreaktionen z.B. durch *E. coli* der Gruppe K1 auftreten. Ist der Patient bereits oral antibiotisch vorbehandelt oder wurde die Therapie aufgrund des klinischen Zustands bereits vorher begonnen, bleiben Liquor- und Blutkultur häufig negativ. Hier kann ein Nachweis von Meningokokken mittels PCR, welche sehr sensitiv ist und zudem eine Typisierung der Meningokokken erlaubt, eine sinnvolle Ergänzung darstellen. In Deutschland ist eine solche Untersuchung z.B. über das Nationale Referenzzentrum für Meningokokken möglich. Alternativ gelingt oft der kulturelle Nachweis von Meningokokken aus Blutungs- oder Nekrosearealen der Haut bei Sepsis, nicht jedoch bei Meningitis.

Laborchemisch sollten Differentialblutbild, CRP, ggf. weitere Inflammationsparameter sowie Funktionsparameter für Leber und Niere, Elektrolyte inklusive Magnesium, Kalzium und Phosphat sowie Glukose, Laktat und eine Blutgasanalyse sowie Gerinnungsparameter untersucht werden. Die weiteren diagnostischen Maßnahmen gehen dahin, Vitalparameter, Ausscheidung und Bewusstseinslage zu überwachen, um frühzeitig Komplikationen, insbesondere Schock und Erhöhung des intrazerebralen Drucks, feststellen und therapieren zu können.

4.6. Therapie

Eine invasive Meningokokkenerkrankung ist immer eine potentiell lebensbedrohliche Situation. Daher kommt der Früherkennung der Erkrankung (s.o.) sowie der frühzeitigen Einleitung der Therapie eine hohe Bedeutung zu.

■ Antibiotische Therapie

Das Kernstück der Therapie ist die Einleitung einer adäquaten antibiotischen Therapie. Bei Verdacht auf eine invasive Meningokokkenerkrankung sollten die Ergebnisse der Diagnostik nicht abgewartet werden. In Sonderfällen kann es auch sinnvoll sein, die Therapie vor der Diagnostik in die Wege zu leiten, z.B. aus logistischen Gründen (weiter Transport in die Klinik) oder wenn der Zustand des Patienten keine invasive Diagnostik erlaubt. Hier kommen molekulargenetische Untersuchungsverfahren in der ätiologischen Klärung der Erkrankung zum Einsatz.

Meningokokken sind in der Regel penicillinsensibel. Eine Therapie mit Penicillin in einer Dosis von 300.000 IE/kg KG und Tag, maximal 24 Millionen IE pro die, in vierstündlichen Gaben gilt als effektiv und sicher. Über resistente und nur intermediär Penicillin-empfindliche Meningokokken wird jedoch zunehmend aus Spanien, Großbritannien und auch aus Deutschland berichtet. Da zum Zeitpunkt des Auftretens einer invasiven Meningokokken-Infektion die Antibiotika-Empfindlichkeit des Erregers nicht bekannt ist, wird auch in Deutschland eine Initialtherapie mit Cefotaxim oder Ceftriaxon in Meningitis-Dosierung (Cefotaxim, 200 mg/kg KG/d in 4 ED, oder Ceftriaxon, 100 mg/kg KG/d in 1 ED) empfohlen. Dies kann auch bei Penicillinallergie angewandt werden. Bei Vorliegen einer Allergie gegen Penicillin und Cephalosporine gilt heute Meropenem als Medikament der Wahl.

■ Präklinische Antibiotikatherapie und präklinisches Management

Aufgrund des direkten Zusammenhangs zwischen frühzeitiger Einleitung einer antibiotischen Therapie und verbesserter Prognose der Erkrankung wird immer wieder die Frage nach Einleitung einer antibiotischen Therapie schon vor stationärer Aufnahme gestellt. Zu diesem Thema gibt es keine randomisierten und kontrollierten Studien. Die publizierten Beobachtungsstudien kommen zu divergenten Ergebnissen. Eine Metaanalyse aus 2006 konnte zeigen, dass Patienten, die bereits oral antibiotisch vorbehandelt wurden, ein besseres "Outcome" aufwiesen - ein Effekt der wahrscheinlich durch eine a priori leichtere Erkrankung bei diesen Patienten zustande kommt, da eine orale antibiotische Therapie nur bei Patienten, die nicht schwer krank sind, eingeleitet wird. Die Untersuchungen zu präklinischer parenteraler antibiotischer Gabe kommen zu divergenten Schlüssen: In einigen Studien war dies mit einer Verbesserung des "Outcome", in anderen mit einer Verschlechterung assoziiert. Fälle von akuter dramatischer Verschlechterung des Allgemeinzustands nach Beginn der antibiotischen Therapie auf dem Transport ins Krankenhaus werden allerdings nicht berichtet. Auch konnten klinische Studien keine klinische Verschlechterung bei Sepsis nach Antibiotikagabe nachweisen. Aus theoretischen und pragmatischen Überlegungen heraus scheint es bei langem zeitlichem Abstand zwischen dem geäußerten Verdacht auf eine invasive Meningokokkenerkrankung und stationärer Aufnahme, z.B. durch lange Transportzeiten, sinnvoll eine antibiotische Therapie sofort in die Wege zu leiten. Im Gegenteil, eine sehr ausgeprägte Verzögerung der antibiotischen Therapie wäre bei begründetem Verdacht auf eine invasive Meningokokkenerkrankung mit einer Verschlechterung der Prognose assoziiert.

Ganz wesentlich für die Prognose des Patienten in dieser Situation ist jedoch die ausreichende Therapie des drohenden oder bereits bestehenden Schocks des Patienten durch adäquate intravenöse Volumentherapie unter Überwachung der Vitalparameter (initial 10-20 ml/kg über 5-10 Minuten, ggf. wiederholen bis zu 60 ml/kg in der ersten Stunde). Dabei müssen bei Kindern alternative Schockzeichen (Tachycardie, Tachypnoe, kalte Peripherie oder Blässe etc.) beachtet werden, da besonders bei Kindern der Blutdruck trotz bestehenden Schocks lange normotensiv bleiben kann. Diese auch auf dem Transport gut durchführbaren Maßnahmen sollten bei jedem vorliegenden Verdacht auf eine invasive Meningokokkenerkrankung durchgeführt werden; sie sind mit einer deutlichen Verbesserung der Prognose assoziiert.

> Bei den in Deutschland relativ kurzen Transportwegen empfiehlt die Fachgesellschaft DGPI nicht den präklinischen Einsatz von Antibiotika, wohl jedoch in jedem Fall eine rasche und adäquate i.v.-Flüssigkeitstherapie des Schocks.

■ Supportive Therapie

Neben der antibiotischen Therapie kommen supportiven Maßnahmen, insbesondere Stabilisierung des Kreislaufs und der Gerinnung sowie ggf. Behandlung des pathologischen Hirndrucks, eine wesentliche Bedeutung zu. Hierfür ist eine wiederholte klinische Evaluation des Patienten erforderlich, um Frühzeichen von drohendem Schock oder erhöhtem intracerebralen Druck frühzeitig zu erkennen und ggf. sofort intensivmedizinische Maßnahmen ergreifen zu können.

■ Septischer Schock

Bei drohendem oder bereits bestehendem septischen Schock stellt die ausreichende Volumentherapie mit initial 10-20 ml/kg über 5-10 Minuten, in der ersten Stunde bis zu 60 ml/kg und 120 ml/kg in den folgenden 4-6 Stunden die wichtigste Maßnahme dar. Das zusätzliche Vorliegen einer Meningitis ist hierfür keine Kontraindikation. Bei myokardialer Mitbeteiligung kann es frühzeitig zu einer Herzinsuffizienz kommen, was für die Flüssigkeitsgabe begrenzend sein kann. In diesem Fall sollten frühzeitig inotrope in Kombination mit vasopressiven Medikamenten eingesetzt werden. Dobutamin gilt als geeignet, jedoch sind häufig hohe Dosen weiterer Adrenergika erforderlich, was wiederum die Perfusion in der Peripherie verschlechtern kann. Gelingt es nicht das Schockgeschehen durch Applikation von 40-60 ml/kg Volumentherapie zu kontrollieren, sollte frühzeitig elektiv intubiert und beatmet werden, immer jedoch bei Zeichen der respiratorischen Dekompensation.

■ Einsatz von Steroiden

Eine nicht abschließend geklärte Frage ist der Nutzen von Dexamethason vor oder parallel zur ersten Antibiotikagabe bei Meningitis. Während Patienten mit einer *Haemophilus influenzae*-Meningitis von einer Kortisongabe profitieren, konnte dies für die Meningokokkenmeningitis bisher nicht eindeutig gezeigt werden. Eine Dexamethasontherapie gilt daher derzeit bei einer Meningokokkenmeningitis nicht als zwingend indiziert. Im Rahmen eines septischen Schockgeschehens insbesondere bei Vorliegen einer adrenergen Insuffizienz kann Dexamethason jedoch zu einer Verschlechterung der Prognose führen und ist daher in dieser Situation kontraindiziert. Patienten mit einer adrenergen Insuffizienz in der Meningokokkensepsis profitieren hingegen von Hydrocortisongaben. Hinweisend für eine solche Situation kann das nicht ausreichende Ansprechen auf Katecholamine oder ein auffälliger CRH-Kurz-Stimulationstest sein.

Neuere Therapieformen evaluieren unter anderem Eingriffe in die Zytokin-, Komplement- oder Gerinnungskaskade.

(Flussdiagramm zu Therapie ☞ Pollard et al. oder http://www.meningitis.org/assets/x/50150)

Das Therapiekonzept zur Behandlung der sepsisbedingten Nekrosen (☞ Abb. 4.4) sollte in der Regel konservativ sein, da bei Kindern ein vergleichsweise guter Heilungsverlauf beobachtet wird.

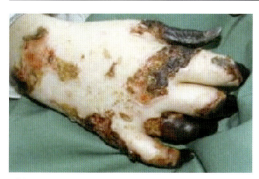

Abb. 4.4: Demarkierte Nekrosen bei Kind mit Meningokokken-Sepsis.

4.7. Prognose

Trotz antibiotischer Therapie gilt jede invasive Meningokokkenerkrankung als potentiell lebensbedrohliche Situation.

Die Letalität und Morbidität wird ganz wesentlich von der Verlaufsform der Erkrankung bestimmt. Während die Letalität einer Meningokokkensepsis zwischen 19 und 40 (-80) % angegeben wird, liegt die der Meningitis deutlich niedriger - zwischen 1,2 und 5 %. Die Letalität der kombinierten Verlaufsform liegt bei ca. 11 %. Neurologische Folgen werden bei 8-29 % der Patienten berichtet. Auch das Lebensalter scheint einen erheblichen Einfluss auf die Letalität der Erkrankung zu haben. So liegt diese laut einer Untersuchung aus den USA bei Kindern unter 15 Jahren bei 4,6 %, bei Jugendlichen und jungen Erwachsenen zwischen 15 und 24 Jahren bei 22,5 % und bei Patienten über 24 Jahren bei 16,5 %, und das obwohl nur bei der Patientengruppe über 24 Jahren signifikant häufiger Vorerkrankungen vorlagen (50 % vs. 7 %).

Als prognostisch ungünstig gelten weiterhin ein hoher IL10-Wert, hohe CK- und Endotoxinspiegel sowie eine erhöhte Expression von "tissue factor" auf Monozyten, eine schwere DIC, AT-III-, Protein C- oder Protein-S- und Plasminogen-Mangel sowie erhöhte PAI-1-Spiegel. Weiterhin sind Alter, kurze Dauer der Symptome, Fehlen von Meningitis, Vorliegen vieler Hautläsionen, Schock, ein nur moderat erhöhtes oder normales CRP, Fehlen von Leukozytose, Thrombopenie und Hypofibrinogenämie mit einer schlechteren Prognose assoziiert.

4.8. Prophylaxe

Neben der Immunprophylaxe durch Impfung (s.u.) gibt es die Chemoprophylaxe für Kontaktpersonen des Indexpatienten sowie die Expositionsprophylaxe. Letztere wird durch die Isolation des Patienten und hygienische Maßnahmen des betreuenden Personals und der Begleitpersonen (Kittel, Mundschutz, Handschuhe) bis 24 Stunden nach Therapiebeginn gewährleistet. Da enge Kontaktpersonen ein deutlich erhöhtes Risiko für eine Erkrankung aufweisen, sollten diese eine Chemoprophylaxe erhalten. Als enge Kontaktpersonen gelten: Haushaltskontaktpersonen, bei kleinen

Alter	Dosis	Dauer	Wirksamkeit	Besonderheiten
Rifampicin				
< 1 Monat	5 mg/kg p.o. alle 12h	2 Tage	90-95 %	Mögliche Interaktion mit oralen Kontrazeptiva, Antiepileptika, Antikoagulanzien. Verfärbt Urin und ggf. weiche Kontaktlinsen
> 1 Monat	10 mg/kg p.o. maximal 600 mg, alle 12h			
Ceftriaxon				
< 15 Jahre	125 mg i.m.	Einmalgabe	90-95 %	
≥ 15 Jahre	250 mg i.m.			
Ciprofloxacin				
≥ 18 Jahre	500 mg p.o.	Einmalgabe	90-95 %	Nicht empfohlen bei Personen unter 18 Jahren

Tab. 4.4: Möglichkeiten der Chemoprophylaxe bei engen Kontaktpersonen zu Patienten mit invasiver Meningokokkenerkrankung.

Kindern, bei denen ein altersentsprechend schlechtes Hygieneverhalten zu erwarten ist, auch Kontaktpersonen in Kindergarten und Kinderkrippe sowie Personen, die mit Nasen-Rachen-Sekreten in Verbindung gekommen sind (Küssen, Mund-zu-Mund-Beatmung o.ä.). Geeignet für eine antibiotische Prophylaxe sind Rifampicin, Ciprofloxacin und Ceftriaxon (Dosierung ☞ Tab. 4.4). Ist der Kontakt länger als 14 Tage her, ist nicht mehr von einem positiven Effekt einer Chemoprophylaxe auszugehen.

4.9. Literatur

1. Baines PB, Hart CA. Severe meningococcal disease in childhood. British Journal of Anaesthesia 2003;90: 72-83.

2. Deuren M et al. Update on meningococcal Disease with emphasis on pathogenesis and clinical management. Clin Microbiol Rev 2000;13:144-166.

3. Pollard et al. Emergency management of meningococcal disease: eight years on. Arch Dis Child 2007;92:283-286.

4. Rosenstein et al. Meningococcal disease. NEJM 2001; 344:1378-1388.

5. Thompson et al. Clinical recognition of meningococcal disease in children and adolescents. Lancet 2006;367: 397-403

6. Yung AP et al. Early clues to meningococcemia. MJA 2003;178:134-137.

Haemophilus influenzae Typ b: Das Krankheitsbild

5. *Haemophilus influenzae* Typ b: Das Krankheitsbild

5.1. Geschichtliches

Der Name *Haemophilus influenzae* geht auf Richard Pfeiffer zurück, einen Assistenten Robert Kochs, der 1892 in dem Bakterium den Erreger der Influenza entdeckt zu haben glaubte. Bei seinen Untersuchungen konnte er in allen Fällen aus dem eitrigen Bronchialsekret Grippekranker das Bakterium isolieren. Erst 1933 konnte schliesslich von Smith, Andrewes und Laidlaw gezeigt werden, dass der Verursacher der Influenza ein Virus ist. Heute weiss man allerdings, dass die Influenzaviren ebenso wie andere Viren durch ihre Schleimhautschädigung den Boden für Sekundärinfektionen bereiten, unter denen tatsächlich diejenigen mit *H. influenzae* (neben *Staphylococcus aureus* und *Streptococcus pneumoniae*) häufig sind.

5.2. Pathogenese

H. influenzae wird durch Tröpfchen oder durch direkten Kontakt mit Sekreten der Atemwege übertragen. Er ist in erster Linie ein Keim der Schleimhaut der oberen Luftwege, der bei Erwachsenen bis zu 50 %, bei Kindern bis zu 75 % nachgewiesen werden kann. Die Kolonisierung mit einem bestimmten Stamm kann über Wochen und Monate persistieren; die meisten Individuen bleiben in dieser Zeit asymptomatisch. Allerdings handelt es sich dabei meistens um unbekapselte und damit gering virulente Stämme. Auch unbekapselte Stämme können zumindest lokal in der Schleimhaut eitrige Infektionen hervorrufen. Über die Pathogenitätsmechanismen bestehen noch Unklarheiten, wobei sich aber diese Bakterien offensichtlich zwischen den Epithelzellen den Weg in die Submukosa bahnen. Begünstigt wird die Invasion der *Haemophilus*-Bakterien, wenn die Epithelbarriere vorgeschädigt ist, etwa durch anatomische Faktoren, lokale Abwehrschwäche, virale respiratorische Infekte, Allergien oder Rauchen. Der "Raucherhusten" wird überwiegend durch eine chronische Infektion der Bronchialschleimhaut mit (unbekapseltem) *H. influenzae* bedingt, die zur "natürlichen" Flora gehören. Die chronischen Bronchitiden bei Rauchern führen zur zunehmenden Verschlechterung der Lungenfunktion.

Der wichtigste, aber nicht alleinige Pathogenitätsfaktor ist sicherlich die Kapsel, die das Bakterium nach Eindringen in das Gewebe vor Phagozytose schützt und eine Rolle beim Invasionsverhalten spielt. Möglicherweise kann ein Kapsel-"Switch" das Aufkommen eines Organismus mit dem Genom eines Typ b mit einer Nicht-b-Kapsel ermöglichen. Fälle eines Kapsel-"Switchs" wurden dokumentiert, es handelt sich jedoch um ein seltenes Ereignis. 16 Jahre umfassende Surveillance in Deutschland durch ESPED (siehe nachfolgendes Kapitel) seit der Einführung der Hib-Konjugatimpfung haben keinen Trend in Richtung eines Anstiegs invasiver Infektionen bei Kindern durch nicht Typ b bekapselte Stämme von *H. influenzae* gezeigt.

H. influenzae exprimiert eine Vielzahl an Pilus- und nicht-Pilus-bedingten Adhäsionsfaktoren, von denen jeder eine bestimmte Spezifität für Wirtsrezeptoren besitzt. Die Prävalenz und Verteilung der Adhäsine variiert unter den Stämmen, so dass sich verschiedene Stämme in ihrer Pathogenität unterscheiden. Im Gegensatz zu Typ b-Stämmen, die sich direkt Zugang zum Blutstrom verschaffen können, dringen unbekapselte Stämme in die Schleimhautoberflächen ein und verursachen "lokale Erkrankungen". Die *H. influenzae* bedingte Otitis media entsteht durch Ausbreitung der Bakterien vom Nasopharynx ins Mittelohr über die Eustachsche Röhre. Das Freisetzen von Lipooligosacchariden, Peptidoglykanfragmenten und anderen Antigenen induziert eine Entzündungsreaktion. Unbekapselte Stämme verursachen häufig Otitis media, Sinusitis, Konjunktivitis, Bronchopneumonie sowie bei Erwachsenen und bei Patienten mit Cystischer Fibrose Exazerbationen einer chronischen Bronchitis. Unbekapselte *H. influenzae*-Stämme gelten nach *S. pneumoniae* als die zweithäufigste Ursache der Otitis media. Otitis media verursachende Stämme tragen 3,7mal häufiger das Lipooligosaccharid-Biosynthese-Gen *lic2B* als Stämme, die den Rachen von gesunden Kindern lediglich kolonisieren. Dies legt die Vermutung nahe, dass Lipooligosaccharid ein klinisch relevanter Virulenzfaktor bei der Otitis media darstellt.

Neben den bereits genannten Virulenzfaktoren sind die Bildung einer IgA-Protease, die die lokale Immunabwehr der Schleimhaut schwächt, und die bakterielle Antigenvariation zu nennen, die die Invasion in und Penetration durch Wirtszellen hindurch sowie Mikrokolonienbildung fördern und die zur Umgehung lokaler Immunitätsmechanismen führt.

5.3. Klinisches Bild bei Infektionen mit *H. influenzae* Typ b

H. influenzae-Erkrankungen betreffen vor allem Kinder zwischen dem 6. Lebensmonat und dem 4. Lebensjahr. In 95 % ist dabei *H. influenzae* Serogruppe b der ursächliche Erreger. Kinder unter 6 Monaten haben eine Leihimmunität der Mutter ("Nestschutz"), Kinder über 4 Jahren entwickeln eigene Antikörper. *H. influenzae* kann eine Vielzahl von Krankheitsbildern hervorrufen (☞ Abb. 5.1): Je schwerer das Krankheitsbild, um so eher ist *H. influenzae* Kapseltyp b (Hib) der auslösende Erreger. In den folgenden Abschnitten werden die wichtigsten Krankheitsbilder von Hib erläutert.

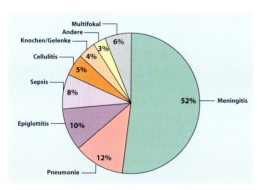

Abb. 5.1: Spektrum aller klassischen Hib-Erkrankungen (ausgenommen der Pneumonien ohne Bakteriämie) bei 3931 Patienten aus 21 internationalen Studien. (Adaptiert aus Peltola H, 2000)

■ Bakteriämie

Die okkulte Bakteriämie (d.h. ein primärer Focus wird nicht gefunden) kommt bei Hib eher selten vor, die Bakteriämie geht aber praktisch jeder invasiven Hib-Infektion voraus. In der Prä-Vakzine Ära war Hib nach *S. pneumoniae* der zweithäufigste Grund für eine okkulte Bakteriämie bei Kindern zwischen 6 und 36 Monaten. Die meisten Kinder zeigen initial Fieber und eine Leukozytose.

Etwa 20 bis 50 % der Kinder mit okkulter Hib-Bakteriämie entwickeln fokale Infektionen wie Meningitis, Pneumonie oder Cellulitis. Die Cellulitis kommt insbesondere bei jungen Säuglingen vor.

■ Meningitis

Die Meningitis ist die gefährlichste Manifestation einer invasiven Hib-Erkrankung (☞ Abb. 5.2); es gibt jedoch keine klinische Unterscheidungsmöglichkeit einer Hib-Meningitis von anderen bakteriellen Meningitiden bei Kindern. Der Erkrankungsbeginn kann fulminant ablaufen, in den meisten Fällen ist die Klinik unspezifisch (besonders bei jungen Säuglingen) und beinhaltet Irritabilität, Fieber, Lethargie, Nahrungsverweigerung oder Erbrechen. Kinder unter 18 Monaten zeigen oft keine Nackensteifigkeit. Ältere Kinder dagegen können sich mit Kopfschmerzen, Photophobie und Meningismus vorstellen. Bei einer fulminanten Hib-Meningitis kann es zur raschen neurologischen Verschlechterung mit erhöhtem intrakraniellen Druck, Krampfanfällen, Koma und respiratorischem Versagen kommen. In bis zu 20 % kommt es zusätzlich zur Schocksymptomatik, die von einer Koagulopathie und Purpura begleitet sein kann. Zehn bis 20 % der Kinder mit Meningitis haben zusätzlich noch andere Infektfoki wie Cellulitis, Arthritis oder Pneumonie.

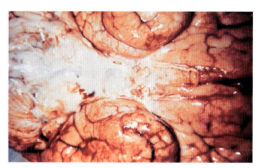

Abb. 5.2: Pathologisches Präparat bei letalem Verlauf einer eitrigen Meningitis verursacht durch *H. influenzae*. Blick von unten auf das Gehirn. (Quelle: CDC).

Die Liquoruntersuchung zeigt eine Pleozytose (im Mittel 4.000 bis 5.000 Leukozyten/µl) mit vorwiegend neutrophilen Granulozyten. Etwa 75 % der Patienten haben einen niedrigen Liquor-Zucker und etwa 90 % ein erhöhtes Liquor-Eiweiss. 80 % der Hib-Meningitis Fälle lassen sich mittels Gram-Färbung nachweisen. Wie auch bei anderen bakteriellen Meningitiden erniedrigt sich die Sensitivität der Gram-Färbung nach bereits vorausgegangener Antibiotika-Therapie. Die Vorbehandlung hat aber auf die Leukozytenzahl, die Linksverschiebung, die Glukose und das Protein im Liquor keinen Einfluss, so dass weiterhin die Diagnose einer Meningitis gestellt werden kann. In mehr als 90 % der Fälle kann das Kapsel-Antigen im Liquor und Serum gefunden werden. Häufig werden auch eine Anämie, eine Leukozytose und eine Thrombozytose oder Thrombozytopenie beobachtet.

Zu den Komplikationen einer Hib-Meningitis zählen Krampfanfälle, Hirnödem, subduraler Erguss oder Empyem, SIADH, Hirninfarkt (manifestiert sich oft durch fokal neurologisches Defizit), Cerebritis, Hirnabszess, Hydrocephalus, und selten Einklemmung. Eine Computertomographie und Magnetresonanztomographie des Schädels ist bei einer Hib-Meningitis nicht routinemässig notwendig, jedoch bei fokal neurologischen Symptomen oder bei kompliziertem klinischen Verlauf angezeigt. Kleine subdurale Ergüsse können oft gefunden werden, haben aber gewöhnlich keine klinische Bedeutung.

Die Letalität der Hib-Meningitis beträgt auch bei prompter intensivmedizinischer Versorgung etwa 5 %. Eine signifikante Langzeitmorbidität, einschliesslich sensorischem Hörverlust, verzögerter Sprachentwicklung, Entwicklungsverzögerung, Auffälligkeiten der Grobmotorik, Sehbehinderung und Verhaltensauffälligkeiten, kommt bei 15 bis 30 % der Überlebenden vor. Einige dieser Auffälligkeiten können sich im Laufe der Zeit zurückbilden, andere sich aber auch erst Jahre später manifestieren (z.B. Schwerhörigkeit, Krampfleiden, Aufmerksamkeitsdefizite/Schulprobleme). Dies unterstreicht die Notwendigkeit des Langzeit-Monitoring dieser Patienten.

■ Pneumonie

Es gibt keine klinische Unterscheidungsmöglichkeit einer Hib-Pneumonie von anderen bakteriellen Pneumonien bei Kindern. Bei den meisten Patienten geht ein Infekt der oberen Luftwege voraus mit Fieber und Husten, im Blut zeigt sich eine Leukozytose mit vorwiegend neutrophilen Granulozyten. Ein Viertel der Fälle ist von einer Meningitis oder Epiglottitis begleitet. Das radiologische Bild kann sich unterschiedlich darstellen: die Infiltration kann segmental, lobär, interstitiell oder diffus sein, ein Pleura- oder Perikarderguss kann vorkommen. Über Sequestrierung und Pneumatocelenbildung gibt es vereinzelt Berichte. Eine Computertomographie oder Magnetresonanztomographie kann bei kompliziertem Verlauf hilfreich sein. Ein positiver Keimnachweis findet sich in 75 bis 90 % in Blut, Pleuraflüssigkeit, Trachealsekret und Lungenpunktaten. Das Kapselpolysaccharid kann in der Pleuraflüssigkeit, Serum und Urin gefunden werden und ermöglicht eine Diagnostik bei bereits begonnener Antibiotika-Therapie. Obwohl die Patienten noch einige Tage nach Beginn der adäquaten Antibiotika-Therapie fiebern können, ist die unkomplizierte Hib-Pneumonie selten mit einer längerfristigen Lungenschädigung verbunden.

Bei Erwachsenen kommt es überwiegend zu Sekundärinfektionen, so z.B. im Gefolge einer Influenza zu einer Bronchopneumonie, oder eine chronische Bronchitis kann akut exazerbieren. Bei Rauchern, bei denen durch Nikotin und andere Gifte im Rauch eine Schädigung der Zellen der Bronchialschleimhaut eingetreten ist, können die Besiedler der Schleimhaut diese geschwächte Barriere leicht überwinden und eine chronische Bronchitis (Raucherhusten) auslösen. Dabei sind unbekapselte, kolonisierende Stämme Verursacher. An der exazerbierten obstructive pulmonary disease (COPD) sind neben *Haemophilus* noch andere Bakterien beteiligt.

■ Epiglottitis

Die obere Atemwegsverengung, verursacht durch die Infektion der Epiglottis (☞ Abb. 5.3) und der subglottischen Gewebe, betraf in der Prä-Vakzine-Ära hauptsächlich Kinder zwischen 2 und 7 Jahren. Der Beginn ist plötzlich, mit hohem Fieber, Halsschmerzen, Schluckbeschwerden und kann mit einem septischen Krankheitsbild einhergehen. In 50 % der Fälle geht der Erkrankung ein oberer Luftwegsinfekt voraus. Aufgrund der Unfähigkeit die oropharyngealen Sekrete zu schlucken, können die Kinder speicheln. Innerhalb weniger Stunden kann es zu einer respiratorischen Erschöpfung mit Tachypnoe, Stridor, Zyanose und Einziehungen kommen. Das Kind ist gewöhnlich agitiert, vornübergebeugt, mit langgestrecktem Hals und ausgestecktem Kinn, um so die Luftwege offen zu halten. Bei Kindern unter 2 Jahren kann sich die Hib-Epiglottitis atypisch mit subfebrilen Temperaturen und Krupphusten manifestieren.

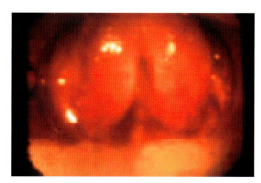
Abb. 5.3: *H. influenzae*-Epiglottitis.

Der wichtigste Aspekt bei der Behandlung eines Kindes mit Epiglottitis ist die Freihaltung der Luftwege. Die nasotracheale Intubation ist der Tracheostomie vorzuziehen. Bei klinischem Verdacht hat unter Tracheotomiebereitschaft und intensivmedizinischer Überwachung die Einstellung der Epiglottis und frühzeitiger Intubation zu erfolgen. Annähernd 100 % der Patienten mit Epiglottitis haben eine positive Blutkultur. Eine seitliche Röntgenaufnahme des Halses kann bei unsicheren klinischen Zeichen hilfreich sein und eine Dilatation des Pharynx ("thumbprint"; geschwollene Epiglottis) zeigen. Die Intubation sollte nicht verzögert werden. Eine direkte Inspektion der Epiglottis darf nur unter kontrollierten Bedingungen auf einer Intensivstation erfolgen und keinesfalls in der Ambulanz oder Praxis. Die Letalität beträgt 5 bis 10 % und ist hauptsächlich auf die abrupte Atemwegsverengung und Laryngospasmus zurückzuführen.

■ Gelenkinfektion

Vor dem routinemässigen Gebrauch der Hib-Konjugatvakzine war Hib der Haupterreger der septischen Arthritis bei Kindern unter 2 Jahren. Es betrifft in über 90 % der Fälle ein grosses Gelenk wie Ellenbogengelenk, Hüfte, Knie oder Sprunggelenk. Als Folge kann in 10 bis 20 % eine Osteomyelitis entstehen. Es gibt keine klinische Unterscheidungsmöglichkeit, eine septische Arthritis durch Hib von anderen bakteriellen Ursachen zu unterscheiden. Die Patienten zeigen initial Fieber, Bewegungseinschränkung (2/3 der Fälle), lokale Überwärmung und Schwellung. Gewöhnlich geht dem Schmerz, der Schwellung und der Rötung des Gelenkes ein nichtspezifischer oberer Luftwegsinfekt voraus. Die klinischen Zeichen können auch weniger ausgeprägt sein. Das Hib-kapsuläre-Antigen findet sich bei septischer Arthritis in sehr hohen Konzentrationen in der Gelenkflüssigkeit und ist dadurch von hohem diagnostischen Wert. Die septische Arthritis der Hüfte erfordert eine chirurgische Drainage. Die klinische Erholung tritt in den meisten Fällen rasch ein, ein Langzeit-Knorpel-Schaden ist oft trotz adäquater Therapie oft nicht zu verhindern. Gelegentlich kann es im Rahmen der Behandlung der Hib-Meningitis zu einer Kultur-negativen Arthritis kommen, die wahrscheinlich durch Immunkomplexbildung im Gelenk zustande kommt.

■ Cellulitis

Die Cellulitis ist eine vergleichsweise seltene Manifestationsform der Hib-Infektion und betraf in der prä-Vakzine-Ära hauptsächlich Kinder unter 2 Jahren. Am häufigsten sind die Wangen (74 %), die periorbitale Region, der Nacken und selten die Extremitäten betroffen. Die Cellulitis des Gesichtes betrifft hauptsächlich Säuglinge und manifestiert sich mit Fieber und unilateraler, erhabener, überwärmter, gespannter und indurativer Schwellung, die eine violette Färbung annehmen kann, obwohl dies nicht Hib spezifisch ist. Aspirate aus dem Gebiet mit maximaler Schwellung können einen Erregernachweis erbringen. Eine Bakteriämie ist typisch. Ein zweiter Fokus (einschliesslich Meningitis) kommt in 10 bis 15 % der Fälle vor. Die orbitale Cellulitis ist gewöhnlich eine Komplikation der Sinusitis ethmoidalis durch Nicht-Hib-Stämme. Eine ätiologische Diagnostik kann auch hier durch Abnahme von Blutkulturen und Aspiration aus dem subcutanen Gewebe erfolgen. Eine Antibiotika-Therapie ist in jedem Falle indiziert. Eine chirurgische Drainage kann bei Beteiligung der Orbita notwendig werden.

■ Perikarditis

Die Hib-Pericarditis ist gewöhnlich eine Begleitkomplikation bei Pneumonie. Sie zeichnet sich durch Fieber, eingeschränkten Allgemeinzustand, Atemnot und Tachykardie aus. Die klinische Diagnose kann durch die Echokardiographie sowie durch den Nachweis des Keimes oder des Kapselantigens im Blut oder Perikardflüssigkeit gesichert werden. Die Kulturen der Perikardflüssigkeit sind in bis zu 70 % positiv. Die frühzeitige Drainage ist für das erfolgreiche Management essentiell. Die frühe Perikardektomie oder Perikardostomie ist der wiederholten Perikardiozentese vorzuziehen.

■ Neonatale Erkrankung

H. influenzae ist für 2 bis 8 % der neonatalen "early-onset"-Sepsis Fälle als Auslöser verantwortlich. Die meisten Fälle werden durch nicht typisierbare Stämme verursacht. Die Keime stammen meist aus dem mütterlichen Genitaltrakt. Die genaue Pathogenese ist unbekannt, aber die Erkrankung ist mit Frühgeburtlichkeit, niedrigem Geburtsgewicht, vorzeitigem Blasensprung und Amnioninfektionssyndrom assoziiert. Einige Fälle wurden auch nach Kaiserschnitt beobachtet, so dass auch eine in utero Transmission angenommen werden kann. Das klinische Erscheinungsbild umfasst Pneumonie, Bakteriämie und Konjunktivitis. Mehr als 2/3 der neonatalen *H. influenzae* Erkrankungen manifestieren sich am ersten Lebenstag mit einer Letalität von 55 %.

- Overwhelming postsplenectomy infection (OPSI-Syndrom)

Die grösste Gefahr geht für den "Organismus ohne Milz" von Infektionen mit bekapselten Bakterien aus. Besonders Erreger mit hoher Proliferationsrate können nach hämatogener Aussaat den Organismus derart überschwemmen, dass die übrigen Abwehrsysteme zur Eindämmung der Infektion nicht mehr ausreichen und sich in Stunden eine schwere Sepsis entwickelt. Bei splenektomierten, nicht immunen Tieren ist die Bakterienclearance (von Pneumokokken) 75-mal niedriger als bei Milzträgern. Die sich rasch entwickelnde, foudroyante Sepsis wurde in der angloamerikanischen Literatur als "Overwhelming-postsplenectomy"-Infektion bzw. als OPSI-Syndrom bezeichnet. Verantwortlich sind vor allem Pneumokokken. In etwa 1/3 der Fälle können andere Erreger wie bekapselte *H. influenzae*-Stämme das OPSI-Syndrom auslösen.

Die Klinik des OPSI-Syndroms beginnt mit Schwindel, Erbrechen und Verwirrtheitszuständen. In Stunden können sich Koma und septischer Schock mit disseminierter intravasaler Koagulation, schwerer Hypoglykämie, Elektrolytstörungen und Azidose einstellen.

Im Blutausstrich lassen sich Bakterien in großer Zahl nachweisen. Blutkulturen zeigen in der Regel mehr als 1×10^6 Bakterien pro ml Blut. Nicht selten entwickelt sich das Vollbild eines Waterhouse-Friderichsen-Syndroms. Besonders bei Kindern können Meningitis, Endokarditis und Endophthalmitis das septische Bild begleiten.

Die wichtigste Eintrittspforte für die Erreger ist der (obere) Respirationstrakt. Aufgrund von tierexperimentellen Untersuchungen scheint es wahrscheinlich, dass leichte Virusinfekte des Respirationstraktes einer fatalen bakteriellen Infektion den Weg bahnen. Splenektomierte Kinder unter vier Jahren erleiden ein OPSI-Syndrom doppelt so häufig wie ältere Kinder und Erwachsene. Bei Säuglingen erreicht die Rate schwerer Infektionen fast 50 %. Das Infektionsrisiko wird aber auch von der Indikation zur Splenektomie bestimmt. Nach Francke und Neu sind Patienten mit bestimmten Grunderkrankungen wie lympho-retikulären Malignomen oder Thalassämie stärker gefährdet als Patienten, denen das Organ wegen einer Verletzung oder einer idiopathischen Thrombozytopenie entfernt wurde. Die Inzidenz des OPSI-Syndroms bei Aspleniepatienten beträgt im Kindesalter etwa 5 %, wobei in 2,4 % fatale Verläufe gesehen werden. Gegenüber Kindern mit gesunder Milz steigt das Risiko, an einer Sepsis zu versterben, bei splenektomierten Kindern nach Trauma um den Faktor 50, bei Sichelzellanämie um 350 und bei Thalassämie um 1.000. Das Risiko für ein OPSI-Syndrom ist in den ersten zwei bis drei Jahren nach Splenektomie am höchsten. Etwa 30 % der Infektionen treten innerhalb der ersten drei Jahre nach Splenektomie auf, während sich mehr als 50 % der foudroyanten Infektionen erst nach fünf Jahren entwickeln. Selbst 40 Jahre nach Splenektomie sind OPSI-Syndrome beobachtet worden.

■ Andere invasive Infektionen

Andere invasive Hib-Infektionen sind: Endophtalmitis, Shunt-Infektionen, nekrotisierende Fasziitis, Pyomyositis, Polyserositis, Tendosynovitis, Peritonitis, Skrotalabszess, Hirnabszess, perithyphlitischer Abszess, Lungenabszess, Epididymitis und bakterielle Tracheitis. Die invasive Hib-Erkrankung kann sich auch mit alleinigem Fieber, Fieber mit Petechien und als Fieber unklarer Ursache präsentieren.

5.4. Klinisches Bild bei Infektionen mit nicht typisierbaren *H. influenzae*

■ Atemwegsinfektionen

Studien zur Abklärung der Ätiologie bei Otitis media zeigen, dass *H. influenzae* nach *S. pneumoniae* der zweithäufigste bakterielle Erreger ist. Unter den *H. influenzae* Isolaten befinden sich in über 90 % nicht-typisierbare Stämme. Studien aus den Vereinigten Staaten und Skandinavien zufolge tritt die *H. influenzae* bedingte Otitis media überwiegend zwischen dem 6. und 15. Lebensmonat auf. Charakteristische Symptome sind Ohrenschmerzen, Fieber, Irritabilität, Schlafstörungen und Otorrhoe. Otoskopisch findet man eine Hyperämie, eine Trübung der Trommelfelloberfläche (Reflexverlust) und verstrichene Konturen. Ein Erguss lässt sich in 40 % der Fälle *H. influenzae*-bedingter Otitis media unter anderem mit der Tympanometrie nachweisen. Für nicht-typisierbare *H. influenzae* sind auch eine beidseitige Konjunktivitis und Otitis media kennzeichnend.

H. influenzae und *S. pneumoniae* machen ¾ der bakteriellen Isolate bei akuter Sinusitis aus. Dabei sind die nicht-typisierbaren *H. influenzae*-Isolate vorherrschend. Die meisten Patienten mit einer Sinusitis haben Rhinorrhoe und Husten, die länger als 10 Tage unverändert persistieren. Fieber kann begleitend auftreten. Klinisch sind die Sinus druck- bzw. klopfschmerzhaft. Auch bei chronischer Sinusitis sind die nicht-typisierbaren *H. influenzae* Isolate vorherrschend. Es gibt zunehmend Evidenz, dass diese Keime eine relevante Ursache für Pneumonien bei Kindern in Entwicklungsländern, älteren Menschen und Patienten mit pulmonaler Grunderkrankung darstellen.

■ Meningitis

Nicht-typisierbare *H. influenzae* sind gelegentlich auch Ursache einer bakteriellen Meningitis. Anders als bei Hib verbreitet sich der Erreger per continutatem von einem Infektfokus aus. Die meisten Individuen haben eine prädisponierende Erkrankung wie Sinusitis, Otitis media, Schädel-Hirn-Trauma oder andere Kopfverletzungen, die eine Verbindung zum Liquorraum schaffen. Bei Patienten mit rezidivierender bakterieller Meningitis ist *H. influenzae* nach *S. pneumoniae* der zweithäufigste Erreger. Diese Patienten haben häufig eine Verbindung zwischen dem Parameningeal- und Subarachnoidalraum.

■ Neonatale Infektionen

Innerhalb der letzten 2 bis 3 Jahrzehnte sind nicht-typisierbare *H. influenzae* als wichtige ursächliche Keime bei neonatalen Infektionen erkannt worden. Dabei verursachen *H. influenzae* eine ähnlich ablaufende "early-onset" Sepsis wie B-Streptokokken. Diese betrifft hauptsächlich Frühgeborene und hat eine Letalität von 50 %. Pneumonie und ein Atemnotsyndrom können schon innerhalb der ersten Lebensstunden das klinische Bild prägen. Eine Meningitis ist hier eher selten. Der Erreger kann gewöhnlich aus dem Urogenitaltrakt der Mutter isoliert werden und ist mit einer postpartalen Endometritis assoziiert.

■ Andere Infektionen

Nicht-typisierbare *H. influenzae* Stämme sind selten bei Patienten mit Endokarditis, Perikarditis, eitriger Arthritis, Osteomyelits, Epiglottitis, Cellulitis, Harnwegsinfektion, intra-abdominaler Infektion und okkulter Bakteriämie beschrieben worden.

5.5. Diagnose

Entsprechend der Variabilität der klinischen Krankheitsbilder ist die erforderliche Diagnostik unterschiedlich. Ein bakteriologischer Nachweis sollte bei allen Kindern mit systemischen Infektionen unklarer Ätiologie versucht werden. In Abhängigkeit vom Krankheitsbild sind Blut, Liquor, Punktate, Eiter oder Wundabstriche mikrobiologisch zu untersuchen. Bei einer Epiglottitis ist zu einem hohen Prozentsatz die Blutkultur positiv.

Der kulturelle Erregernachweis erfolgt auf Kochblutagar oder auf Blutagar mit *Staphylococcus aureus* als Amme. Das Kapselpolysaccharid Typ B wird in der Phase bakteriellen Wachstums sezerniert, so dass die Detektion dieses Antigens zur Diagnostik beitragen kann. Als Schnelltest zum direkten Antigennachweis (Kapsel) kann der Latex-Agglutinationstest (Serum, Liquor, Urin und andere normalerweise sterile Köperflüssigkeiten) eingesetzt werden, der allerdings nur Infektionen durch Hib anzeigt. Sehr selten kann es zu falsch-positiven Befunden durch Kreuzreaktion mit *E. coli*, *S. pneumoniae*, Staphylokokken oder Meningokokken kommen.

Wird *H. influenzae* bei einer systemischen Infektion nachgewiesen, ist die weitere Typisierung des Erregers aus epidemiologischen Gründen notwendig. Das gilt besonders für Erkrankungen von Hib-geimpften Kindern, um Impfversager zu erkennen. Der Latex-Test allein hat hierfür keine Beweiskraft.

5.6. Therapie

Die Bakteriämie spielt eine zentrale Rolle bei der Pathogenese der invasiven Hib-Erkrankung. Die Hib-Erkrankung kann foudroyant verlaufen und muss deshalb adäquat behandelt werden. Aus diesem Grund sollte zur Elimination der Hib-Bakteriämie und ihrer möglichen Komplikationen eine antibiotische Therapie gewählt werden, die ausreichende Penetration der Blut-Hirn-Schranke gewährleistet und von adäquater Dauer ist, um primäre und sekundäre Infektfoki zu sterilisieren. Die Wahl eines bestimmten Antibiotikums sollte die lokale Resistenzsituation berücksichtigen (☞ Tab. 5.1). Es sind bereits zahlreiche Resistenzen von Hib gegenüber Antibiotika wie Ampicillin, Chloramphenicol, Trimethoprim-Sulfamethoxazol, Rifampicin und bestimmten Cephalosporinen der 2. Generation beschrieben worden.

Zur kalkulierten Antibiotikatherapie einer systemischen *H. influenzae* Infektion eines Säuglings oder Kleinkindes sollten in Deutschland ein Cephalosporin der 3. Generation (Cefotaxim 150-200 mg/kgKG/Tag oder Ceftriaxon 75-100 mg/kgKG/Tag) ausgewählt werden. Cephalosporine der 2. Generation (Cefotiam, Cefuroxim, 150 mg/kgKG/Tag i.v.) sind bei Hib-Infektionen - ausser bei Meningitis oder Epiglottitis - ebenfalls gut wirksam. Intravenöse Ampicillingaben oder eine Sequentialtherapie (nicht bei Meningitis) mit nachfolgend oralen Amoxicillin- oder Cephalosporingaben sind bei nachgewiesener Erregerempfindlichkeit möglich.

Antibiotikum	Dosis (mg/kg Körpergewicht)	Einzeldosen (ED)
Parenterale Antibiotika[1]		
Ampicillin[2]	100-400	4/6
Cefuroxim[2,3]	75-150	3
Cefotaxim	150-200	3
Ceftriaxon	50-100	1(-2)
Orale Antibiotika		
Amoxicillin	40-60	3
Amoxicillin/ Clavulansäure	40-60	2-3
Erythromycinestolat[4]	30-50	2
Clarithromycin[4]	15	2
Azithromycin[4]	10	1
Cefuroximaxetil	30-40	2
Cefpodoxim	10	2
Cefixim	8	1

Tab. 5.1: Ausgewählte Antibiotika zur Behandlung von *Haemophilus influenzae*-Infektionen.
[1] Andere parenterale Antibiotika können unter bestimmten Umständen in Frage kommen, sollten aber nicht als First-line Therapie verwandt werden (Ureidopenicilline, Carbapeneme und Fluorchinolone).
[2] Regional unterschiedliche Prävalenz resistenter Stämme. Daher bei Meningitis, Sepsis oder Epiglottitis nicht als Mittel der ersten Wahl.
[3] Nicht bei Verdacht auf Meningitis.
[4] Regional unterschiedliche Prävalenz resistenter Stämme, z. T. bis zu 60 %. Daher sind Makrolide nicht geeignet als Mittel der ersten Wahl.

Die intravenöse antibakterielle Therapiedauer richtet sich nach der klinischen Manifestation und dem Verlauf. Bei Osteomyelitis, Arthritis sowie Perikarditis beträgt sie im Allgemeinen mindestens 3 Wochen, bei Epiglottitis reichen zumeist 4 Tage. Bei Meningitis sollte die Dauer der Antibiotikatherapie mindestens 10-14 Tage betragen, wobei hier eine adjuvante Dexamethasongabe empfohlen wird. Der Nachweis von *H. influenzae* in Liquor und Blut ist nach IfSG meldepflichtig.

Bei der Behandlung von Otitis media und Sinusitis ist das Therapeutikum der Wahl klassischerweise Ampicillin/Amoxicillin. In letzter Zeit häufen sich Berichte aus den USA über plasmidkodierte Ampicillinresistenzen. In der Bundesrepublik Deutschland werden bei etwa 5 % der Isolate Ampicillinresistenzen beobachtet. Als Alternativtherapeutika kommen Cephalosporine der 2. (oder 3.) Generation in Frage evtl. auch moderne Makrolide (Clarithromycin). Auch hier gibt es allerdings eine zunehmende Resistenzentwicklung, sodass in jedem Fall eine Empfindlichkeitstestung erforderlich ist.

5.7. Prophylaxe

Für ein Kind mit einer invasiven Hib-Erkrankung ist im Krankenhaus bei wirksamer antibakterieller Therapie die Isolierung für 24 Stunden zu empfehlen. Ist das erkrankte Kind jünger als 2 Jahre, sollte es ca. 8 Wochen nach Genesung die Hib-Schutzimpfung erhalten, bzw. es sollte die Grundimmunisierung ergänzt werden.

Eine Chemoprophylaxe mit Rifampicin beim Indexpatienten ist sinnvoll, wenn er nicht mit Ceftriaxon oder Cefotaxim behandelt wurde (beide Antibiotika eliminieren die Erreger auch aus dem Nasen-Rachen-Raum) und in einen Haushalt oder in eine Kindereinrichtung mit Kleinkindern zurückkehrt, die nicht oder inkomplett die Hib-Schutzimpfungen erhalten haben. Der Sinn dieser Massnahmen liegt vor allem in der Verhütung einer Keimübertragung durch den Indexpatienten.

Bei Kontaktpersonen kann mit der Rifampicin-Chemoprophylaxe die Keimträgerrate reduziert werden. Zum anderen dient sie dem Schutz vor Erkrankungen von Kontaktpersonen. Die Chemoprophylaxe sollte so rasch wie möglich erfolgen. Da die meisten Sekundärerkrankungen in der ersten Woche nach Hospitalisierung des Indexfalls beobachtet werden, ist sie bis zum 7. Tag nach Kontakt eine sinnvolle Massnahme. Eine Prophylaxe von Säuglingen im ersten Lebensmonat ist nach Bewertung der Nutzen- Risiko-Relation (z.B. sehr geringe Erkrankungs- und Trägerrate, Rifampicin-Nebenwirkungen) nicht erforderlich. Rifampicin sollte im Alter von 1 Monat bis 12 Jahren in der Dosierung 20 mg/KG/Tag in einer Einzelgabe und bei Kindern älter als 12 Jahre 600 mg/Tag in einer Einzelgabe über vier Tage gegeben werden.

Kontraindikationen für eine Rifampicinprophylaxe sind: Schwangerschaft, schwere Lebererkrankung oder akute Hepatitis. Rifampicin kann eine orangefarbene Verfärbung von Speichel, Urin, Schweiss, Tränen, und nicht zuletzt auch von weichen Kontaktlinsen bedingen.

Bei Erkrankung eines Kindes an Hib-Meningitis oder -Epiglottitis ist eine Chemoprophylaxe der Kontaktpersonen im Haushalt oder der Kindereinrichtung unter folgender Maßgabe empfehlenswert:

In einem Haushalt mit Kindern bis zu 4 Jahren, die unvollständig oder nicht gegen Hib immunisiert sind, sollten alle Personen die Rifampicinprophylaxe erhalten. Sind die Kontaktkinder komplett immunisiert, kann auf eine Chemoprophylaxe verzichtet werden, ausser bei immunsupprimierten Kindern.

In einer Gemeinschaftseinrichtung ist die Rifampicinprophylaxe aller exponierten, ungeimpften Kinder bis 4 Jahre empfehlenswert und möglichst mit dem Gesundheitsamt abzustimmen. Insbesondere ist hierbei der Schutz der unter 2 Jahre alten Kinder zu beachten. Eine Chemoprophylaxe des Personals einer Kindereinrichtung wird generell nicht mehr empfohlen. Sie kann aber bei Mehrfacherkrankungen ($\geq$ 2 invasive Hib-Infektionen) erforderlich werden.

5.8. Literatur

1. Deutsche Gesellschaft für Pädiatrische Infektiologie-Handbuch. 2003. 4. Auflage, Futuramed

2. Feign, Cherry, Demmler, Kaplan. Textbook of Pediatric Infectious Diseases. 2004. 5th Edition, Saunders.

3. Frenzel S, Handrick W, Spencker F-B. Systemische Haemophilus-Infektionen im Kindesalter. Pädiatr. Grenzgeb. 1994;33:41-48.

4. Hof, Dörries. Medizinische Mikrobiologie. 2005. 3. Auflage, Thieme.

5. von Kries R, Heinrich B, Böhm O et al. Systemische Haemophilus influenzae-Erkrankungen in Deutschland: 1992-1995. Monatsschr. Kinderheilkd. 1997;145: 136-143.

6. Lang, Pickering, Prober. Principles and practice of Pediatric Infectious Diseases. 2003. 2nd Edition, Churchill Livingstone.

7. Peltola H. Worldwide Haemophilus influenzae type b disease at the beginning of the 21st century: global analysis of the disease burden 25 years after the use of the polysaccharide vaccine and a decade after the advent of conjugates. Clin Microbiol Rev. 2000;13:302-17. Review.

Pneumokokken: Aktuelle Studienübersicht, Impferfolge, Impfempfehlungen

6. Pneumokokken: Aktuelle Studienübersicht, Impferfolge, Impfempfehlungen

6.1. Epidemiologie

Die Häufigkeit von invasiven Pneumokokken-Infektionen im Kindes- und Jugendalter ist in Deutschland Dank der Einrichtung von Erfassungssystemen seit vielen Jahren gut dokumentiert. Die Zusammenarbeit der "Erhebungseinheit für seltene pädiatrische Erkrankungen in Deutschland" (ESPED) mit dem "Laborsentinel für ausgewählte bakterielle Erreger im Kindes- und Jugendalter" des Robert Koch-Instituts und dem Nationalen Referenzzentrum für Streptokokken an der Universität Aachen erlaubt zudem eine altersspezifische Auswertung der Serogruppen-Verteilung von nachgewiesenen Isolaten.

Die Inzidenz invasiver Pneumokokken-Infektionen (IPD) ist altersabhängig. Sie weist Gipfel in den ersten beiden Lebensjahren sowie bei Personen über 60 Jahren auf.

Im Kindesalter war vor Einführung der allgemeinen Impfempfehlung in den ersten beiden Lebensjahren die höchste Inzidenz an IPD (pro 100.000 und Jahr) mit 19,8 (davon eitrige Meningitis: 7,6/100.000) bei Kindern bis zum Alter von 2 Jahren zu verzeichnen. Der absolute Gipfel lag bei 6 bis 11 Monate alten Säuglingen (29,4), während jüngere Säuglinge (1-5 Monate: 17,3) und einjährige Kinder (12-23 Monate:16,3) etwas geringere Inzidenzen aufwiesen. Mit zunehmendem Lebensalter ist die Inzidenz rückläufig und beträgt im Alter von 2-4 Jahren 5,4, mit 5-15 Jahren nur noch 1.1. (☞ Tab. 6.1; [18]).

Die geringere Inzidenz in der ersten im Vergleich zur zweiten Hälfte des ersten Lebensjahres lässt sich durch den allmählichen Rückgang der transplazentar erworbenen maternalen spezifischen Antikörper im kindlichen Blut erklären. Die rückläufige Inzidenz von IPD mit zunehmendem Lebensalter ist durch den Erwerb von Immunität nach Kolonisierung mit Pneumokokken im Nasopharynx bzw. durchgemachten Infektionen begründet.

Eine ganz ähnliche Dynamik zeigt die altersabhängige Inzidenz der eitrigen Meningitiden, einer Untergruppe der IPD (☞ Tab. 6.1).

Altersgruppe	Invasive Pneumokokken-Infektionen	
	gesamt	Meningitis
<1 Jahr: 0-5 Monate	17,3	8,5
<1 Jahr: 6-11 Monate	29,4	12,6
12-23 Monate	16,3	4,6
2-4 Jahre	5,4	1,8
5-15 Jahre	1,1	0,4
<5 Jahre (kumulativ)	11,1	4,1

Tab. 6.1: Altersverteilung invasiver Pneumokokken-Infektionen (pro 100.000 altersgleiche Bevölkerung und Jahr) in Deutschland, 1997 bis 2003 (gemäß ESPED und "RKI-Laborsentinel für ausgewählte bakterielle Erkrankungen für Kinder und Jugendliche").

Epidemiologische Erhebungen zeigen in Deutschland darüber hinaus bedeutsame Unterschiede in der Inzidenz von IPD im Vergleich zwischen alten und neuen Bundesländern [13]. Sie ist bei Kindern im Alter von 1 bis 2 Jahren in den neuen Bundesländern mit 15,8 (pro 100.000 und Jahr; 95 % VB: 13,7-18,8) höher als in den alten Bundesländern (11,0; 95 % VB: 10,3-11,7). Insgesamt jedoch ist in der Altersgruppe bis 15 Jahre die Inzidenz in alten Bundesländern mit 4,1 (95 % VB: 4,0-4,3) etwas höher als in den neuen Bundesländern (3,0; 95 % VB: 2,7-3,3). Die Autoren interpretieren diesen altersabhängigen Unterschied durch die in den neuen Bundesländern häufigeren und früheren Besuche von Tageseinrichtungen für Kinder in den ersten Lebensjahren und die damit assoziierte größere Wahrscheinlichkeit der nasopharyngealen Besiedelung mit Pneumokokken und der somit höheren Übertragungswahrscheinlichkeit in den ersten Lebensjahren.

Betrachtet man die Ergebnisse der Epidemiologie in Deutschland im internationalen Vergleich, so wird deutlich, dass die Inzidenz aller invasiven Pneumokokken-Infektionen bei Kindern unter 5 Jahren in Deutschland mit 11,1 (pro 100.000 und Jahr) niedriger ist als in anderen vergleichbaren Ländern. So beträgt sie in Finnland 24,2, in Israel 42, und in einer Erfassung in Süd-Kalifornien sogar 72. Im Gegensatz dazu ist die Inzidenz der

Pneumokokken-Meningitis bei Kindern in den ersten fünf Lebensjahren in Deutschland mit 4.1 im mittleren Bereich zwischen derjenigen Finnlands (2,1) und Israels (5,4). Somit ist in Deutschland der Anteil von eitrigen Meningitiden an allen invasiven Pneumokokken-Infektionen überproportional hoch. Die Erklärung für die im internationalen Vergleich ähnlich hohe Meningitis-Inzidenz im Gegensatz zur diskrepant niedrigen Inzidenz aller IPD ist vermutlich auf Unterschiede im diagnostischen Vorgehen zurückzuführen. So wird in Deutschland die Entnahme von Blutkulturen vor Beginn einer antibiotischen Therapie bei invasiven bakteriellen Infektionen weniger konsequent praktiziert als dies aus, unter anderen, auch epidemiologischen Gründen wünschenswert wäre [11].

Man kann also davon ausgehen, dass die tatsächliche Zahl invasiver Pneumokokken-Infektionen - ohne Meningitis - in Deutschland nicht bei ca. 330 Fällen pro Jahr sondern geschätzt 3- bis 4-fach höher liegt, d.h. bei ca. 990-1.320 Fällen.

Dank verschiedener Erfassungssysteme - klinisch via ESPED sowie dem Erregernachweis aus primär sterilen Organen via Labor-Sentinel - kann mittels statistischer Methoden (sogenanntes "Capture-Recapture") die Zuverlässigkeit des Meldeverhaltens und damit die wahre Fallzahl geschätzt werden. In absoluten Zahlen stellt sich dementsprechend die Epidemiologie der systemischen Pneumokokken-Erkrankungen bei Kindern bis 5 Jahren in Deutschland vor Einführung der allgemeinen Impfempfehlung wie folgt dar. Pro Jahr rechnet man mit

- mindestens 430 Fällen einer IPD (wegen der Untererfassung vermutlich aber eher ca. 1.000 Fälle)
- 160 eitrigen Meningitiden
- 19 Todesfällen
- 38 Fällen von gravierenden bleibenden Schäden

Die Serogruppenverteilung der bei IPD isolierten Pneumokokkenstämme zeigt ein altersabhängig unterschiedliches Verteilungsmuster (☞ Tab. 6.2). Von den geschätzt jährlich etwa 970 invasiven Pneumokokken-Infektionen bei Kindern bis zum Alter von 5 Jahren wurden 680 (67 %) von den im 7-valenten Pneumokokken-Konjugatimpfstoff enthaltenen Serogruppen verursacht. In der Al-

	< 3 Monate		3-6 Monate		6-24 Monate		2-5 Jahre		5-16 Jahre		Total	
	n	%	n	%	n	%	n	%	n	%	n	%
Typ 14	0	0,0	5	13,2	64	28,3	18	19,6	7	8,1	94	19,9
Typ 18C	1	3,3	2	5,3	20	8,8	11	12,0	5	5,8	39	8,2
Typ 1	5	16,7	1	2,6	5	2,2	4	4,3	21	24,4	36	7,6
Typ 23F	1	3,3	4	10,5	19	8,4	9	9,8	1	1,2	34	7,2
Typ 6B	0	0,0	3	7,9	16	7,1	7	7,6	3	3,5	29	6,1
Typ 19F	1	3,3	2	5,3	17	7,5	6	6,5	3	3,5	29	6,1
Typ 4	1	3,3	2	5,3	10	4,4	9	9,8	4	4,7	26	5,5
Typ 19A	2	6,7	2	5,3	16	7,1	1	1,1	2	2,3	23	4,9
Typ 9V	2	6,7	4	10,5	8	3,5	4	4,3	4	4,7	22	4,7
Typ 7F	6	20,0	1	2,6	8	3,5	3	3,3	3	3,5	21	4,4
Typ 6A	0	0,0	0	0,0	11	4,9	3	3,3	3	3,5	17	3,6
Typ 3	4	13,3	4	10,5	4	1,8	1	1,1	2	2,3	16*	3,4
Typ 5	2	6,7	2	5,3	2	0,9	1	1,1	0	0,0	7	1,5
Andere	5	16,7	6	15,8	26	11,5	15	16,3	28	32,6	80	16,9
Total	30	100,0	38	100,0	226	100,0	92	100,0	86	100,0	473	100,0

Tab. 6.2: Altersabhängige Serogruppenverteilung bei 470 invasiven Pneumokokken-Infektionen bei Kindern unter 16 Jahren, in abnehmender Häufigkeit (ESPED, 1997-1999)
* ein Fall mit fehlender Altersangabe;
Gelb: in der 7-valenten Vakzine enthaltene Serogruppen;
(modifiziert nach DAKJ, Monatsschr Kinderheilkd 2002; 150: 1128-1132).

tersgruppe unter 2 Jahren liegt der Anteil der Impfstoff-Serogruppen bei 72 %.

Zu welchen Veränderungen in der Inzidenz wie auch der Serogruppenverteilung die im Jahr 2006 eingeführte allgemeine Impfempfehlung für Kinder im Alter von 2 bis 24 Monaten führen wird, bleibt abzuwarten.

6.2. Impfstoffe, Indikationen, und Schemata

6.2.1. Der Polysaccharid-Impfstoff (PSV-23)

Die vor ca. 20 Jahren in den USA entwickelte und bis heute unverändert gebräuchliche 23-valente Polysaccharid-Vakzine (PSV-23) enthält die spezifischen Polysaccharidantigene von 23 Serogruppen, die global und auch in Deutschland mehr als 90 % aller invasiven Pneumokokken-Infektionen verursachen.

Die Angaben zur Wirksamkeit des Polysaccharid-Impfstoffs schwanken erheblich. Gegenüber akuter Otitis media sind Schutzraten von bis zu 50 % gezeigt worden, in anderen Untersuchungen ließ sich aber kein signifikanter Schutz nachweisen. Für invasive Infektionen sind die meisten Studien bei älteren Erwachsenen durchgeführt worden. Gegenüber Lobärpneumonien, insbesondere solchen mit begleitender Bakteriämie, konnten Schutzraten in einer Größenordnung von etwa 60-90 % gezeigt werden. Für Kinder liegen diesbezüglich keine Studienergebnisse vor.

Die Verträglichkeit der Polysaccharidimpfstoffe ist gut. Vorübergehende, meist gering ausgeprägte Lokalreaktionen sind häufig, systemische Nebenwirkungen wie z.B. Fieber dagegen selten. Finden Auffrischimpfungen in kürzeren Abständen als empfohlen statt, so muß mit ausgeprägteren Lokalreaktionen (Rötung, Schwellung, Schmerzen) gerechnet werden.

■ Kontraindikationen für den Polysaccharid-Impfstoff

Kontraindikationen für die Impfung sind akute Erkrankungen und allergische Reaktionen auf Impfstoffbestandteile. Ferner ist zu beachten, dass bei immunsupprimierten Patienten, insbesondere solche mit Asplenie und Patienten mit M. Hodgkin, die Immunantwort eingeschränkt ist. Bei geplanter Splenektomie ist der Impferfolg größer, wenn die Impfung mindestens 2 Wochen vor dem operativen Eingriff verabreicht wird. Dies gilt auch für geplante immunsuppressive Therapien.

■ Impfschema für den Polysaccharid-Impfstoff

Der Polysaccharid-Impfstoff sollte an Personen mit fortbestehender gesundheitlicher Gefährdung für eine invasive Pneumokokkeninfektion aufgrund einer angeborenen oder erworbenen Immunschwäche oder einer chronischen Erkrankung verabreicht werden. Bei Kindern bis 5 Jahre sollte, sofern nicht erfolgt, der 7-valente Pneumokokken-Konjugatimpfstoff verabreicht werden.

> Das **Impfschema** für den Polysaccharid-Impfstoff lautet wie folgt:
> - ab dem Alter von 2 Jahren 1 x 0,5 ml i.m.
> - Auffrischimpfungen sind bei anhaltend erhöhtem Erkrankungsrisiko für Kinder bis zum Alter von 9 Jahren frühestens nach 3 Jahren, für ältere Kinder, Jugendliche und Erwachsene nach 6 Jahren empfohlen.

Aufgrund der immunologischen Besonderheiten von Polysaccharidimpfstoffen - mangelhafte bis fehlende T-Zell-Stimulation und dadurch bedingte unzureichende Induktion von Gedächtniszellen und ausbleibender Switch von IgM hin zu IgG-Antikörperproduktion - ist die Effektivität von Auffrischimpfungen nicht erwiesen. Vielmehr führen wiederholte Impfungen offenbar zu einer gewissen Immuntoleranz, was am relativ gering ausgeprägten Antikörperanstieg bei Auffrischimpfungen erkennbar ist. Dennoch empfiehlt die "Ständige Impfkommission am Robert Koch-Institut" (STIKO) diese bei "fortbestehender gesundheitlicher Gefährdung" (☞ www.rki.de).

6.2.2. Die PCV-7-Impfung

Im Gegensatz dazu erwies sich der 7-valente Pneumokokken-Konjugatimpfstoff (pneumococcal conjugate vaccine, PCV-7), Prevenar®, bereits im Säuglingsalter als ausreichend immunogen und wirksam [1, 3].

Die im Impfstoff enthaltenen Serogruppen (4, 6B, 9V, 14, 18C, 19F, 23F) sind für ca. 70 % aller invasiven Pneumokokken-Erkrankungen bei Kindern unter 2 Jahren verantwortlich (☞ Abb. 6.1). Auch die Serogruppen mit besonders hohem Anteil an eingeschränkter Penicillinempfindlichkeit - 14, 23F und 6B - sind in diesem Impfstoff enthalten.

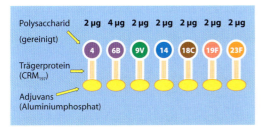

Abb. 6.1: Schematischer Aufbau und Serogruppenkomposition des 7-valenten Pneumokokken-Konjugatimpfstoffs.

Die Wirksamkeit von PCV-7 gegen invasive Pneumokokken-Erkrankungen ist gut belegt. In einer umfangreichen, prospektiven, doppelblind 1:1 randomisierten amerikanischen Studie erhielten 37.868 Säuglinge 4 Impfungen im Alter von 2, 4, 6, und 12-15 Monaten. Patienten der Kontrollgruppe erhielten einen Meningokokken-Gr.C-Konjugatimpfstoff [1]. Im Nachbeobachtungszeitraum ergab sich ein Impfschutz von 97 % (95 % Vertrauensbereich: 94-100) für komplett geimpfte Kinder gegenüber den 7 im Impfstoff enthaltenen Serogruppen. In der "Intention to treat" Analyse (beinhaltet alle Kinder, die mindestens eine Impfdosis erhielten) war die Schutzrate 94 % (95 % VB: 80-98). In dieser Studie wurde eine separate Auswertung der IPD bei Kindern mit niedrigem Geburtsgewicht (< 2500g; n = 1.762) bzw. Frühgeburtlichkeit (< 38 SSW, n = 4.314 bzw. < 37 SSW, n = 2.374) durchgeführt. Im Vergleich zu bei Geburt normalgewichtigen Säuglingen war die Rate bei niedrigem Geburtsgewicht 2,6-fach erhöht. Für Frühgeborene war das Erkrankungsrisiko im Vergleich zu Termingeborenen 1,6-fach erhöht. Die Wirksamkeit der Impfung war in diesen Untergruppen (bei insgesamt geringer Fallzahl, n = 6 bzw. 9, alle in der Kontrollgruppe) 100 %.

Die Wirksamkeit gegen akute Otitis media (durch Vakzineserogruppen verursacht) betrug 57 % (95 % VB: 44-67), auch liess sich eine Schutzwirkung gegen Otitiden durch Vakzineserogruppen kreuzreagierender Pneumokokken (6A, 9N, 18B, 19A und 23A) in Höhe von 51 % (95 %VB: 27-67) nachweisen. Während die durch Vakzine-Serogruppen verursachten akuten Otitis media-Erkrankungen bei den geimpften Kindern um 57 % abnahmen, kam es gleichzeitig tendenziell zu einer Zunahme von akuten Otitis media-Episoden durch nicht im Impfstoff enthaltene Pneumokokkenserogruppen um 33 % (95 % VB: -1-80).

In einer ähnlich konzipierten Wirksamkeitsstudie in Finnland erhielten 1662 Säuglinge entweder PCV-7 oder einen Hepatitis-B-Impfstoff (Kontrollgruppe) im Alter von 2, 4, 6, und 12 Monaten [3]. Im Nachbeobachtungszeitraum (2 Wochen nach der 3. Impfung bis zum Alter von 2 Jahren) traten in der Studienpopulation 2596 Episoden an akuter Otitis media auf, die einer Tympanozentese zum Nachweis des Erregers unterzogen wurden. Aus den Ergebnissen ergab sich eine Schutzrate gegenüber jeglicher akuter Otitis media von 7 % (95 % VB: -5-17), gegenüber den durch Impfstoff-Serogruppen verursachten Episoden jedoch von 57 % (95 % VB: 44-67). Allerdings war auch hier bei den Geimpften eine relative Zunahme anderer Pneumokokken-Otitiden von 33 % (95 % VB: -1-80) zu verzeichnen. In der fortgeführten Nachbeobachtung des Studienkollektivs zeigte sich nach ca. 5 Jahren ein anhaltender Effekt der einstmaligen Pneumokokkenimpfung mit einer Reduktion von Otitis media mit Erguß von 50 % und einer Reduktion von Paukenröhrchenimplantaten um 44 % im Vergleich zu den ungeimpften Kontrollpatienten.

Eine erweiterte, experimentelle 9-valente PCV wurde in Südafrika in einer umfangreichen, prospektiven, doppelblind 1 : 1 randomisierten Studie geprüft [6]. Dort erhielten 19.192 Säuglinge PCV-9 und 19.914 Kontrollpatienten einen Hib-Konjugatimpfstoff (Impfschema jeweils 2-4-6 Monate). Bei HIV-negativen Kindern betrug die Schutzrate 83 % (95 % VB: 39-97), bei HIV-positiven immerhin noch 65 % (95 % VB: 24-86). Gegenüber radiologisch gesicherten Pneumonien betrug sie bei HIV-negativen Kindern 25 % (95 % VB: 4-41).

Die Schutzdauer der PCV-7 Impfung in der Verhinderung von IPD lässt sich bislang nicht genau festlegen. Vermutlich aber - analog zu den Erfahrungen mit Hib-Konjugatimpfstoffen - führen intermittierende Schleimhautkolonisierungen und lokale Durchbruchsinfektionen mit Pneumokokken zu einer Auffrischung des Impfschutzes.

■ Sicherheit und Verträglichkeit der PCV-7-Impfung

Die Verträglichkeit der gleichzeitigen Anwendung von PCV-7 mit anderen Standardimpfungen (insbesondere hexavalente DTPa-IPV-HepB/Hib-Impfung) in den ersten beiden Lebensjahren ist in einer umfangreichen Studie untersucht worden [17]. Dabei wurden vermehrte Fieberreaktionen (meist unter 39 °C) im Vergleich zu alleiniger Gabe von hexavalentem Impfstoff beobachtet (13 bis 19 % bei Ko-Administration im Vergleich zu 10 %). Die lokale Verträglichkeit des Pneumokokkenimpfstoffs war sehr gut, vergleichbar mit der von anderen Totimpfstoffen.

Die mittlerweile millionenfache Anwendung des 7-valenten Pneumokokken-Konjugatimpfstoffes in den USA und die vorgeschriebene begleitende Erfassung von "unerwünschten Ereignissen" (d.h. potentiellen Nebenwirkungen) erlaubt eine zuverlässige Einschätzung von Sicherheit und Verträglichkeit dieser Impfung [20]. Bei geschätzt mehr als 100 Millionen verkauften Impfstoffdosen gab es Meldungen in einer Häufigkeit von 1 auf 7.576 Impfungen. Die Mehrzahl der Meldungen betraf Lokalreaktionen oder Fieber. Schwerwiegende unerwünschte Ereignisse waren selten. Es handelte sich dabei, in abnehmender Häufigkeit, um allergische Reaktionen (1 : 25.000), Fieberkrämpfe (1 : 100.000), hypoton-hyporesponsive Episoden (1 : 650.000), anaphylaktische Reaktionen und Thrombozytopenien (je 1 : 2.500.000), die *im zeitlichen Zusammenhang* zur Impfung auftraten. Ereignisse mit einer Häufigkeit von weniger als 1 auf 1 Million sind mit grosser Wahrscheinlichkeit zufällig koinzidierend und reflektieren wohl die natürliche Erwartungswahrscheinlichkeit.

■ Kontraindikationen für die PCV-7-Impfung

Kontraindikationen für die Impfung sind akute Erkrankungen und allergische Reaktionen auf Impfstoffbestandteile. Ferner ist zu beachten (wie bei der Anwendung der Polysaccharid-Impfung), daß bei immunsupprimierten Patienten, insbesondere solche mit Asplenie und Patienten mit M. Hodgkin, die Immunantwort eingeschränkt sein kann. Wenn möglich sollte deshalb die Impfserie mindestens 2 Wochen vor dem operativen Eingriff bzw. Beginn einer immunsuppressiven Therapie abgeschlossen sein.

■ Impfschema für die PCV-7-Impfung

PCV-7 ist für Kinder im Alter ab vollendetem 2. Lebensmonat bis 5 Jahre zugelassen. Nachdem die Indikation bislang auf die Verhütung von invasiven Erkrankungen (Sepsis, Meningitis, bakteriämische Pneumonien, Bakteriämien) begrenzt war, wurde sie kürzlich (2007) auf die Prävention der akuten Otitis media und Pneumonien ohne Bakteriämie erweitert.

> Das **Impfschema** ist altersabhängig und lautet wie folgt:
> - Säuglinge mit Impfbeginn bis zum vollendeten 6. Lebensmonat erhalten 3 Dosen im Abstand von jeweils mindestens 1 Monat, sowie eine 4. Impfung zu Beginn des 2. Lebensjahrs
> - Säuglinge mit Impfbeginn im Alter von 7-11 Monaten erhalten 2 Impfungen im Abstand von mindestens 1 Monat, sowie eine 3. Impfung im 2. Lebensjahr
> - Kinder mit Impfbeginn im Alter von 12-23 Monaten erhalten 2 Impfungen im Abstand von mindestens 2 Monaten
> - Kinder mit Impfbeginn im Alter von 24-59 Monaten erhalten 1 Einzelimpfung

Neuerdings kann alternativ die Anzahl der Dosen auf 3 (2 im Säuglingsalter, 1 im Alter von 11-14 Monaten) reduziert werden. Dabei sollten aber die nationalen Impfempfehlungen beachtet werden, die in Deutschland zurzeit weiterhin 4 Dosen vorsehen.

Der Pneumokokken-Konjugatimpfstoff darf grundsätzlich zeitgleich mit anderen Standardimpfungen im 1. und 2. Lebensjahr (DTPa-IPV-HepB/Hib, MMR, Varizellen) sowie mit den oralen Rotavirus-Impfstoffen (Rotarix® und Rotateq®) angewendet werden (siehe aber entsprechende Einschränkungen zur Datenlage aus Studien in den aktuellen Fachinformationen).

6.2.3. Impfempfehlungen

Die bisherige Impfstrategie gegen Pneumokokken umfasste in Deutschland eine Impfempfehlung für Erwachsene ab 60 Jahren sowie für Kinder, Jugendliche und Erwachsene mit erhöhtem Erkrankungs- bzw. Komplikationsrisiko. Sie führte aber, vermutlich wegen mangelhafter Implementierung, weder zu einem Rückgang der Inzidenz von invasiven Pneumokokken-Erkrankungen bei Säuglingen und Kindern allgemein noch in den definierten Risikogruppen (mit Ausnahme der Frühgeborenen) [18].

Die STIKO empfiehlt seit Juli 2007 die Pneumokokken-Impfung für nachfolgende Personen (www.rki.de):

als Standardimpfung

- für alle Säuglinge im Alter von 2-23 Monaten (PCV-7)
- für alle Personen ab dem Alter von 60 Jahren (PSV-23)

sowie als Indikationsimpfung für Personen mit erhöhter gesundheitlicher Gefährdung infolge einer Grundkrankheit:

- Angeborene oder erworbene Immundefekte mit T- und/oder B-zellulärer Restfunktion, wie z.B.:
  - Hypogammaglobulinämie, Komplement- und Properdindefekte
  - bei funktioneller oder anatomischer Asplenie
  - bei Sichelzellenanämie
  - bei Krankheiten der blutbildenden Organe
  - bei neoplastischen Krankheiten
  - bei HIV-Infektion
  - nach Knochenmarktransplantation
- Chronische Krankheiten, wie z.B.:
  - Herz-Kreislauf-Krankheiten
  - Krankheiten der Atmungsorgane (inklusive Asthma und COPD)
  - Diabetes mellitus oder andere Stoffwechselkrankheiten
  - chronische Nierenkrankheiten/nephrotisches Syndrom
  - neurologische Krankheiten, z.B. Zerebralparesen oder Anfallsleiden
  - Liquorfistel
  - vor Organtransplantation und vor Beginn einer immunsuppressiven Therapie

Kinder bis zum Alter von 5 (!) Jahren erhalten dazu die altersentsprechende Anzahl an PCV-7 Impfungen sowie zusätzlich, ab vollendetem 2. Lebensjahr, eine Dosis PSV-23 (im Mindestabstand von 2 Monaten zur letzten Impfung mit Konjugatimpfstoff).

Bei erstmaliger Impfung ab dem Alter von 5 Jahren ist nur eine Impfung mit PSV-23 indiziert.

Bei anhaltender Gefährdung sind Auffrischimpfungen alle 3 bis 6 Jahre empfohlen.

6.2.4. Auswirkungen der Pneumokokken-Konjugatimpfung

Bei einer angenommenen Durchimpfungsrate von 80 %, einer nachgewiesenen Impfstoffwirksamkeit von 97 % gegen die im Impfstoff enthaltenen Serogruppen, sowie einem anhaltenden Impfschutz ist unter Berücksichtigung der gegenwärtigen altersabhängigen Serogruppenverteilung in Deutschland ein Rückgang aller invasiven Pneumokokken-Erkrankungen in den ersten 5 Lebensjahren um 53 % (58 % unter Berücksichtigung der kreuzreaktiven Serogruppen) zu erwarten.

Diese Berechnung lässt allerdings die indirekten Effekte (Herdenimmunität) ausser Betracht. Darunter versteht man die Beobachtung, dass in Abhängigkeit von der Durchimpfungsrate in der Zielpopulation auch die Zirkulation der im Impfstoff enthaltenen Serogruppen beeinflusst wird. Infolgedessen ist aufgrund einer reduzierten Infektionswahrscheinlichkeit ein Rückgang invasiver Infektionen auch in den Altersgruppen zu erwarten, die selbst *nicht* geimpft wurden.

Diese auf Erfahrungen mit anderen Impfprogrammen beruhende Hypothese (z.B. Hib- und Meningokokken-Gr.C-Impfungen) konnte mittlerweile in den USA eindrucksvoll nachgewiesen werden [2,7]. In einer systematischen Erfassung bei ca. 19 Millionen US-Bürgern wurde die Inzidenz invasiver Pneumokokken-Infektionen vor und nach Einführung der allgemeinen PCV-7-Impfung (bei Kindern im Alter von 2-23 Monaten) dokumentiert. Neben dem erwarteten Rückgang der Erkrankungsrate in der Altersgruppe bis 5 Jahre (bei über das Alter von 2 Jahren hinaus anhaltendem Impfschutz) war zudem ein Rückgang der Inzidenz an IPD durch die im Konjugatimpfstoff enthaltenen Serogruppen in allen anderen Altersgruppen um 62 % (95 % CI: 59-66 %) festgestellt worden. In absoluten Zahlen war im Jahr 2003 die Herdenimmunität (Rückgang um 20.459 Fälle bei *nicht* Geimpften) sogar deutlich ausgeprägter als der direkte Impfeffekt (Rückgang um 9.140 Fälle in der Altersgruppe der Geimpften). Der Rückgang der Inzidenz aller IPD bei Erwachsenen ab dem Alter von 50 Jahren betrug 28 % (von 40,8 auf 29,4 Fälle pro 100.000), der Rückgang der durch Impfstoffserogruppen verursachten Infektionen betrug sogar 55 % (von 22,4 auf 10,2). Die im gleichen Zeitraum beobachtete Zunahme von invasiven Pneumokokken-Infektionen, die auf nicht im Impfstoff enthaltene Serogruppen zurückzuführen waren (von 6,0 auf 6,8) war demgegenüber geringfügig [7].

Auch in absoluten Zahlen ist in den USA seit der Einführung der Impfung ein sogenanntes "Replacement" von im Impfstoff enthaltenen Serogruppen durch nicht im Impfstoff enthaltene Serogruppen bei invasiven Pneumokokken-Infektionen nur in geringem Umfang beobachtet worden: dem Rückgang von ca. 25.000 Fällen während des Untersuchungszeitraums steht eine Zunahme durch andere Serogruppen von lediglich 4.700 gegenüber [2] Bei HIV-positiven Erwachsenen war ein Rückgang von IPD um 19 % zu verzeichnen, wobei Vakzine-Serogruppen um 62 % seltener waren, und Nicht-Vakzine-Serogruppen um 44 % anstiegen [4].

Das sorgfältige Monitoring der Pneumokokken-Epidemiologie in den USA in den Jahren seit Einführung der generellen Impfung bei Kindern bis zum Alter von 2 Jahren (2000) erlaubt eine Reihe weiterer interessanter Rückschlüsse:

- Die Inzidenz (pro 100.000 Gesamtbevölkerung) an Hospitalisierungen wegen IPD nahm zwischen 1999 und 2003 von 12,0 auf 5,6 ab, die der Meningitiden von 1,6 auf 0,5 [12].
- Auswirkungen der Herdenimmunität konnten spezifisch auch bei Kindern bis zum Alter von 90 Tagen nachgewiesen werden [10], wo die Inzidenz von IPD von ca. 12 (1997-2000) auf 6 (2003/2004) zurückging. Diese Kinder können aufgrund ihres Alters noch nicht geimpft werden.
- Bei den aufgrund immunologischer Besonderheiten als Hochrisiko-Gruppe geltenden Navajo-Indianern wurde der Einfluss der Impfung auf die nasopharyngeale Pneumokokken-Trägerrate analysiert [9]. In einem Kollektiv von 749 ehemaligen Studienkindern (468 mit Prevenar® geimpft, 281 Kontrollkinder) zeigte sich in einer zweijährigen Nachbeobachtung folgender epidemiologischer Wandel: im Impfstoff enthaltene Serogruppen fanden sich bei 10,3 % der geimpften im Vergleich zu 17,1 % der ungeimpften Kinder (p = 0,01). Vakzine-assoziierte Serogruppen waren bei 14,5 % bzw. 14,6 % der Kinder nachweisbar und die Besiedelungsrate mit nicht im Impfstoff enthaltenen Serogruppen lag bei 39,2 % bzw. 29,9 %. Insgesamt betrug die Pneumokokken-Trägerrate im Nasopharynx somit bei den Geimpften 64 %, bei den Ungeimpften 61 % (Unterschied nicht signifikant).

- An der Kinderklinik in Philadelphia war zwischen 1999 und 2005 ein Rückgang von Bakteriämien durch im Impfstoff enthaltene Serogruppen um 57 % zu verzeichnen, während Bakteriämien durch andere respiratorische Erreger unverändert blieben [15]. Jedoch stieg der Anteil Penicillin-resistenter Pneumokokken um den Faktor 1,3. Auch nahmen Bakteriämien durch Vakzine-assoziierte Serogruppen zu, wohingegen die durch *nicht* im Impfstoff enthaltene Serogruppen konstant blieb.

- In der einheimischen Bevölkerung Alaskas, bei der seit 1995 eine sorgfältige Erfassung von IPD erfolgt, war zwar ein Rückgang der Inzidenz durch im Impfstoff enthaltene Pneumokokken-Serogruppen um 96 % zwischen den Jahren 1995 und 2006 zu verzeichnen, jedoch kam es gleichzeitig zu einem Anstieg durch nicht im Impfstoff enthaltene Pneumokokken-Serogruppen um 140 %, davon die meisten durch die Serogruppe 19A [14]. In der Summe aller IPD (serogruppenunabhängig) betrug der Rückgang somit "nur" 40 %.

- Das Risiko okkulter Bakteriämien durch Pneumokokken ist bei hoher Durchimpfungsrate mit dem heptavalenten Konjugatimpfstoff offenbar gering [16]. So war in einer New Yorker Kinderklinik zwischen 2001 und 2003 lediglich bei 3 von 329 Blutkulturen (0,9 %) von Kindern im Alter von 2 bis 36 Monaten mit Fieber ≥ 39 °C S. pneumoniae nachweisbar (1 im Impfstoff enthaltene Serogruppe, 1 nicht im Impfstoff enthaltene Serogruppe, einmal nicht typisiert).

- In einer prospektiven Studie von 5 Kinderkliniken war in den Jahren 1999 bis 2002 ein Rückgang an im Impfstoff enthaltenen Pneumokokken-Serogruppen als Auslöser einer akuten Otitis media von 76 auf 52 % zu verzeichnen, während der Anteil nicht im Impfstoff enthaltener Serogruppen von 12 auf 32 % zunahm [8]. Der Einfluss des Impfprogramms auf die absolute

Inzidenz von akuter Otitis media durch Pneumokokken konnte bedingt durch das Studiendesign jedoch nicht evaluiert werden. Die Rate an nicht Penicillin-empfindlichen Serogruppen blieb unverändert.

- In ähnlicher Weise konnte in einem sehr großen pädiatrischen Ambulatorium mit hoher Pneumokokken-Durchimpfungsrate (94 %) beim Vergleich der Zeiträume 1992-1998 und 2000-2003 ein Rückgang des Anteils von Pneumokokken an allen Fällen von akuter Otitis media von 48 % auf 31 % gezeigt werden, wobei es ebenfalls zu einer relativen Verschiebung hin zu nicht im Impfstoff enthaltenen Serogruppen kam.
- Im ambulanten Bereich war beim Vergleich der Zeiträume vor (ab 1994) und nach (bis 2003) Einführung des nationalen Impfprogramms ein deutlicher Rückgang der Behandlungszahlen wegen akuter Otitis media bei unter 2 Jahre wie auch bei 3-6 Jahre alten Kleinkindern zu verzeichnen [5].

Diese Ergebnisse unterstreichen die Notwendigkeit einer kontinuierlichen Überwachung der Epidemiologie, um entsprechende Veränderungen erkennen und ggf. Massnahmen einleiten zu können. Auch für Deutschland ist eine Fortführung der Überwachung mit der nun erfolgten Impfempfehlung dringend erforderlich und gewährleistet.

Es darf erwartet werden, dass die generelle Impfempfehlung auch in Deutschland - in Abhängigkeit von deren quantitativer Umsetzung - vergleichbare positive Effekte wie in den USA erzielen wird. Darüber hinaus ist ein Rückgang von Infektionen durch Pneumokokken-Isolate mit reduzierter Antibiotikaempfindlichkeit zu erhoffen (die besonders häufig unter den durch Impfung zu verhindernden Serogruppen zu finden sind), und ferner als Nebeneffekte auch eine Reduktion von lokalen Pneumokokken-Infektionen wie akute Otitis media und Pneumonien.

6.3. Literatur

1. Black S, Shinefield H, Fireman B et al. Efficacy, safety and immunogenicity of heptavalent pneumococcal conjugate vaccine in children. Northern California Kaiser Permanente Vaccine Study Center Group. Pediatr Infect Dis J 2000;19:187-195.

2. Centers for Disease Control. Direct and indirect effects of routine vaccination of children with 7-valent pneumococccal conjugate vaccine and incidence of invasive pneumococcal disease United States 1998-2003. MMWR 2005;54:893-897

3. Eskola J, Kilpi T, Palmu A et al. Efficacy of a pneumococcal conjugate vaccine against acute otitis media. N Engl J Med 2001;344:403-409.

4. Flannery B, Heffernan RT, Harrison LH et al. Changes in invasive Pneumococcal disease among HIV-infected adults living in the era of childhood pneumococcal immunization. Ann Intern Med 2006;144:1-9.

5. Grijalva CG, Poehling KA, Nuorti JP et al. National impact of universal childhood immunization with pneumococcal conjugate vaccine on outpatient medical care visits in the United States. Pediatrics 2006;118:865-873.

6. Klugman KP, Madhi SA, Huebner RE et al. Vaccine Trialists Group. A trial of a 9-valent pneumococcal conjugate vaccine in children with and those without HIV infection. N Engl J Med 2003;349:1341-1348.

7. Lexau CA, Lynfield R, Danila R et al. Active Bacterial Core Surveillance Team. Changing epidemiology of invasive pneumococcal disease among older adults in the era of pediatric pneumococcal conjugate vaccine. JAMA 2005;294:2043-2051.

8. McEllistrem MC, Adams JM, Patel K et al. Acute otitis media due to penicillin-nonsusceptible Streptococcus pneumoniae before and after the introduction of the pneumococcal conjugate vaccine. Clin Infect Dis 2005; 40:1738-1744.

9. Millar EV, O'Brien KL, Watt JP et al. Effect of community-wide conjugate pneumococcal vaccine use in infancy on nasopharyngeal carriage through 3 years of age: a cross-sectional study in a high-risk population. Clin Infect Dis 2006;43:8-15.

10. Poehling KA, Talbot TR, Griffin MR et al. Invasive pneumococcal disease among infants before and after introduction of pneumococcal conjugate vaccine. JAMA. 2006;295:1668-1674.

11. Rüggeberg JU, Ketteler K, MacKenzie CR et al. Blood culture sampling rates at a German pediatric university hospital and incidence of invasive pneumococcal disease. Infection 2004;32:78-81.

12. Shah SS, Ratner AJ. Trends in invasive pneumococcal disease-associated hospitalizations. Clin Infect Dis 2006; 42:e1-5.

13. Siedler A, Reinert RR, Toschke M et al. Regional differences in the epidemiology of invasive pneumococcal disease in toddlers in Germany. Pediatric Infect Dis J 2005;24:1114-1115.

14. Singleton RJ, Hennessy TW, Bulkow LR et al. Invasive pneumococcal disease caused by nonvaccine serotypes among alaska native children with high levels of 7-valent pneumococcal conjugate vaccine coverage. JAMA 2007;297:1784-1792.

15. Steenhoff AP, Shah SS, Ratner AJ et al. Emergence of vaccine-related pneumococcal serotypes as a cause of bacteremia. Clin Infect Dis 2006;42:907-914.

16. Stoll ML, Rubin LG. Incidence of occult bacteremia among highly febrile young children in the era of the pneumococcal conjugate vaccine: a study from a Children's Hospital Emergency Department and Urgent Care Center. Arch Pediatr Adolesc Med 2004;158:671-675.

17. Tichmann I, Preidel H, Grunert D et al. Comparison of the immunogenicity and reactogenicity of two commercially available hexavalent vaccines administered as a primary vaccination course at 2, 4 and 6 months of age. Vaccine 2005;23:3272-3279.

18. von Kries R Toschke M, Siedler A et al. Final Report: Population-based Nationwide Study on Invasive Pneumococcal Infections among Children in Germany (1997-2003), Aachen, Dezember 2004

19. von Kries R, Reinert RR, Siedler A et al. 7-valent pneumococcal vaccination: impact of the German at risk strategy. Abstract, ESPID 2005

20. Wise RP, Iskander J, Pratt RD et al. Postlicensure safety surveillance for 7-valent pneumococcal conjugate vaccine. JAMA 2004;292:1702-1710.

Meningokokken: Aktuelle Studienübersicht, Impferfolge, Impfempfehlungen

7. Meningokokken: Aktuelle Studienübersicht, Impferfolge, Impfempfehlungen

Invasive Meningokokkenerkrankungen zählen zu den gefährlichsten akuten Erkrankungen des Kindes- und Jugendalters. Prompte Erkennung und rasche aggressive Behandlung sind entscheidend für die Reduktion von Mortalität und Langzeitmorbidität, die jeweils 5-15 % aller Fälle komplizieren [1]. Im Unterschied zu Infektionen mit *Haemophilus influenzae* Typ b (Hib) und Pneumokokken ist die Meningokokkenepidemiologie geprägt durch die Möglichkeit von Ausbrüchen sowie hyperendemischen oder gar epidemischen Auftretens. Aufgrund dieser klinischen und epidemiologischen Besonderheiten sorgen Meningokokkenerkrankungen in der Öffentlichkeit, aber auch in medizinischen Kreisen, häufig für alarmierte Reaktionen und ihre Prävention hat einen hohen Stellenwert. Chemoprophylaxe bei Kontaktpersonen des Indexfalles ist eine etablierte präventive Maßnahme zur Verhinderung sekundärer Infektionen in der Umgebung des Indexfalles, hat aber keinen nennenswerten Einfluss auf die Epidemiologie. Intensive Bemühungen gelten daher seit Jahrzehnten der Entwicklung effektiver Impfstoffe.

Die Entwicklung von Polysaccharidimpfstoffen um 1970 [2] ermöglichte es, Epidemien und regionale Ausbrüche einzudämmen, sowie Reisenden und geschlossenen Populationen (z.B. Armeerekruten) einen zeitlich begrenzten Impfschutz gegen gewisse Serogruppen zu gewähren. Leider kam dies der Altersgruppe mit der höchsten Krankheitslast nicht zugute, nämlich Säuglingen und Kleinkindern [3]. Durch die Entwicklung von Konjugatimpfstoffen wurde es möglich, auch diese effektiv zu schützen [4, 5]. In einigen Ländern führte der Einsatz neu entwickelter monovalenter Konjugatvakzine gegen Meningokokken der Serogruppe C (MenC) seither zu einem drastischen Rückgang der Fallzahlen. Polyvalente Konjugatimpfstoffe sind lizenziert oder befinden sich in Entwicklung. Im Jahre 2006 wurde die Indikation für den Einsatz von Meningokokken-C-Konjugaten in Deutschland und der Schweiz von einer risikobasierten Empfehlung zugunsten einer Routineimpfempfehlung geändert.

7.1. Epidemiologische Situation in Deutschland

Die allgemeine Epidemiologie der Meningokokkenerkrankungen wird in Kapitel 4 von Knuf und Schaaf behandelt. Deutschland gehörte zwischen 1990 und 2005 innerhalb Europas zu den Ländern mit einer vergleichsweise niedrigen Inzidenz von Meningokokkenerkrankungen um 0,9/100.000 (Epidemiologisches Bulletin 31/2006). Dominierend ist wie im übrigen Europa die Serogruppe B mit 63-74 %, gefolgt von Serogruppe C mit 20-28 %. Serogruppe A, Y und W135-Infektionen nehmen in Deutschland mit jeweils 0-3 % eine untergeordnete Rolle ein. Der Anstieg von Infektionen durch Serogruppe Y in den USA von 3 % auf fast 40 % während der neunziger Jahre oder von Serogruppe C Erkrankungen auf 40 % mit einer Inzidenz von 1,5-3/100.000 in einigen europäischen Ländern lassen jedoch erkennen, dass diese Verhältnisse nicht als feste Gegebenheiten zu betrachten sind. Klonale Veränderungen, welche mit Virulenzsteigerungen einhergehen, sind die treibende Kraft hinter solchen Verschiebungen. Diese werden zunehmend sorgfältig per molekularbiologischer Feintypisierung überwacht, bleiben aber unvorhersehbar.

Da kein routinetauglicher effektiver Impfstoff gegen die gegenwärtig in Europa vorherrschenden Infektionen durch Serogruppe B zur Verfügung steht, hat sich die Impfepidemiologie von Meningokokkenerkrankungen in den deutschsprachigen Ländern primär mit Meningokokken der Serogruppe C (MenC) zu befassen. Einige Länder verzeichneten in den neunziger Jahren einen Anstieg von Serogruppe C-Infektionen infolge Ausbreitung des hypervirulenten Stammes ST11. In Deutschland blieb die Inzidenz recht konstant, die Schweiz verzeichnete hingegen vorübergehend einen Anstieg auf 1,5/100.000 im Jahre 2000. Von den ca. 200 jährlichen MenC-Infektionen in Deutschland entfallen 15 % auf Kinder unter einem Jahr und 40 % auf Kinder unter vier Jahren. Nochmals 30 % betreffen Erwachsene. In den vergangenen 5 Jahren betrug die MenC-Inzidenz in Deutschland rund 0,25/100.000, bei einem gewissen Süd-Nord-Gefälle. Ausdrucksstärker als die Inzidenz in der Gesamtbevölkerung - und relevanter hinsichtlich einer Impfindikation - ist aber das altersbezogene Risiko einer Erkrankung durch Serogruppe C. In den Jahren vor Einführung der Impfung lag dieses in Deutschland für Kinder unter 2 Jahren bei 2-3/100.000, zwischen 2-4 Jahren um 3/100.000 und für Jugendliche ab 15 Jahre um 1/100.000. In den jungen Altersgruppen bestanden größere jährliche Schwankungen als bei Jugendlichen (Epidemiologisches Bulletin 31/2006 und 33/2006).

7.2. Prinzipien der Immunität gegen Meningokokken

Die wichtigste Voraussetzung für die Impfprävention wurde 1887 mit der Beschreibung des Erregers durch Weichselbaum geschaffen. Es folgten in der ersten Hälfte des 20.Jahrhunderts Versuche, mittels ganzzelliger Vakzine oder der Isolierung von Kapselantigenen eine erfolgreiche Immunisierung zu erreichen, welche aber wegen inakzeptabler Reaktogenität oder unzureichender Immunogenität infolge Denaturierung der relevanten Antigene scheiterten. Ein entscheidender Durchbruch im Verständnis der Immunität gegen Meningokokken sowie in der Umsetzung dieser Erkenntnisse für die Impfstoffentwicklung gelang in den späten 1960er Jahren, als Gotschlich und Mitarbeiter Untersuchungen an Rekruten der US-Armee durchführten [2].

Sie wiesen nach, dass Antikörper, die gegen die Kapselpolysaccharide gerichtet sind und eine komplementvermittelte Bakteriolyse ermöglichen, die Grundlage der Immunität gegenüber invasiven Erkrankungen mit Meningokokken der Serogruppe C und A darstellen. Das Erkrankungsrisiko korreliert invers mit dem Titer eines funktionellen Antikörpertests, des sogenannten Serum-Bakterizidie-Assay (SBA), der bis heute das am besten validierte Korrelat einer Immunität gegen Meningokokken darstellt. Bei Verwendung einer humanen Komplementquelle (hSBA) korreliert ein Titer von ≥ 4 mit Schutz vor Infektion. Die pharyngeale Besiedlung serologisch naiver Patienten induziert "protektive" Antikörper gegen diese Kapselpolysaccharide. Physiologischerweise erfolgt dies hauptsächlich in der zweiten Lebensdekade. Da es Gotschlich und Mitarbeitern gelang, die Kapselpolysaccharide in einer Weise zu isolieren, die ihre Immunogenität als Impfantigene bewahrte, war der Weg zur erfolgreichen Impfung mittels Polysaccharid-Impfstoffen bereitet. Die Autoren demonstrierten schließlich die effektive Immunisierung von Rekruten mit ihren Impfstoffen, welche auch einen begrenzten Schutz vor Besiedlung vermittelte.

> Mittlerweile ist bekannt, dass auch Antikörper gegen andere Oberflächenantigene, v.a. Proteine der äußeren Zellmembran, aber auch Lipopolysaccharide, zur serologischen Immunität gegenüber Meningokokken beitragen. So haben auch Impfstoffe gegen Meningokokken der Serogruppe B, die auf membranständigen Antigenen beruhen - z.B. sogenannte "outer membrane vesicle" (OMV-) oder "outer membrane protein" (OMP-) Vakzine - eine gewisse Effektivität bewiesen, vor allem gegen regional begrenzte klonale Ausbrüche. Ihr Nutzen wird aber durch die ungewöhnlich hohe genetische Variabilität der Membranproteine limitiert, sowie durch geringe Effektivität bei Kleinkindern. Der Polysaccharidansatz wiederum ist zur Impfung gegen Serogruppe B ungeeignet, da das Kapselpolysaccharid aufgrund seiner Ähnlichkeit mit körpereigenen Strukturen nicht immunogen ist.

7.3. Polysaccharidimpfung gegen Meningokokken

■ Reine Polysaccharidimpfstoffe

Sowohl bivalente Polysaccharidimpfstoffe (gegen Serogruppen A/C) als auch quadrivalente (gegen Serogruppen A/C/Y/W135) wurden seit 1970 entwickelt. Die Effektivität gegen Erkrankungen durch Serogruppe Y und W135 wurde nie formal nachgewiesen, bezüglich Serogruppen A und C liegen aber solide Daten vor. Die ersten Studien wurden in den USA und Finnland durchgeführt, aktuellere Daten stammen aus Kanada und Spanien, wo Ende der neunziger Jahre regionale Impfkampagnen durchgeführt wurden. Bei älteren Kindern, Jugendlichen und Erwachsenen betrug die Wirksamkeit gegen Serogruppe C über einen Zeitraum von 1-2 Jahren meist 80-90 %. Aus Katalonien wurde eine hohe Effektivität von 90 % über zwei Jahre berichtet, aber in Kanada betrug die Effektivität über einen Zweijahreszeitraum nur 65 %. Nach 3 Jahren war dort gar keine Wirksamkeit mehr nachweisbar. Über einen kurzen Zeitraum wurde in Kanada bei Kleinkindern 41 % Effektivität ermittelt, bei Kindern unter zwei Jahren bestand aber gar keine Effektivität.

Selbst im Falle eines Anstiegs von IgG-Antikörpern (ELISA) gegen C-Meningokokken bei geimpften Kleinkindern haben diese nur geringe bakterizide Funktion. In einer Untersuchung betrugen die Antikörperkonzentrationen 20 %, aber die Serum-Bakterizidie nur 2 % des Wertes von Erwachsenen. Da keine Gedächtniszellen induziert werden, sinken die Antikörperspiegel schnell wieder ab. In Kanada hatten ein Jahr nach Impfung nur noch 4-10 % von Kleinkindern serologischen Impfschutz. Wer dem mit einer Boosterimpfung begegnen möchte, wird mit dem Phänomen der "hyporesponsiveness" konfrontiert: bei wiederholter Polysaccharid-Impfung erfolgt zwar jeweils ein Antikörperanstieg, dieser fällt aber *schwächer* aus als bei der jeweils vorausgegangenen Impfung, bzw. schwächer als bei erstmalig geimpften Gleichaltrigen. Diese Attenuierung ist das genaue Gegenteil der Boosterung einer T-Zell-abhängigen Impfantwort, wie sie nach Konjugatimpfung zu beobachten ist [3].

Die Immunantwort gegenüber Serogruppe A-Polysaccharid-Impfstoffen ist ungewöhnlich. Dieser Polysaccharidimpfstoff induziert schon bei Säuglingen nach zweimaliger Impfung protektive Antikörperantworten. Auch eine Gedächtnisantwort ist auslösbar. Binnen eines Jahres nach Impfung besteht eine Effektivität von bis zu 90 % bei Kindern. Da die Antikörperkonzentration sehr schnell wieder absinkt, besteht aber schon ein Jahr nach Impfung bei Kindern unter drei Jahren kein Schutz mehr. Daher eignen sich diese Impfstoffe auch nicht für die Prävention von Epidemien in den Hochrisikoländern des Meningitis-Gürtels, sondern wurden dort nur zur Eindämmung von Epidemien eingesetzt. Erst die Verfügbarkeit effektiver Konjugatimpfstoffe in den kommenden Jahren wird wohl einen dauerhaften präventiven Effekt gegenüber den verheerenden Epidemien in West- und Zentralafrika erlauben.

Nach extensivem Einsatz der Polysaccharid-Impfstoffe in den letzten drei Jahrzehnten gilt ihre Reaktogenität als befriedigend und ihre Sicherheit als hoch. Trotz ihrer Limitationen belegen sie doch das Wirkprinzip der Polysaccharidimpfung und bildeten die Grundlage für die Weiterentwicklung, welche Konjugatimpfstoffe darstellen.

■ Monovalente Konjugatimpfstoffe gegen Meningokokken der Serogruppe C

Die Entwicklung monovalenter Konjugatimpfstoffe gegen Typ C wurde in den 1990er Jahren vorangetrieben. Initial wurden bivalente Konjugatimpfstoffe gegen Serogruppe A und C entwickelt. Infolge des hyperendemischen Anstiegs der MenC-Inzidenz in einigen Ländern konzentrierte sich die Weiterentwicklung aber zunehmend auf monovalente MenC-Impfstoffe. Zahlreiche Studien zur Immunogenität und Sicherheit schufen die Voraussetzungen zur Zulassung von drei Impfstoffen in Großbritannien in 1999 *(Menjugate; Chiron/Novartis, Meningitec; Wyeth)* und 2000 *(NeisVac-C; Baxter).* Diese seit 2001 auch in Deutschland zugelassenen Impfstoffe sind gleichermaßen für die Immunisierung aller Altersgruppen geeignet. Sie weisen Unterschiede in der Zusammensetzung auf (☞ Tab. 7.1), was mit gewissen Immunogenitätsunterschieden einhergeht. Zwei Produkte *(Meningitec; Wyeth, Menjugate; Chiron/Novartis)* verwenden als Trägerprotein CRM197, ein dem Diphtherietoxin eng verwand-

Handelsname	Hersteller	Trägerprotein-/dosis	Erregerstamm/Acetylierung	Polysaccharid-Dosis	Adjuvans
Meningitec	Wyeth	CRM197 (15 µg)	C11 (O-Ac +)	10 µg	Aluminium-phophat
Menjugate	Chiron/Novartis	CRM197 (12.5-25 µg)	C11 (O-Ac+)	10 µg	Aluminium-hydroxid
NeisVac-C	Baxter	Tetanustoxoid (10-20 µg)	C11 (O-Ac-)	10 µg	Aluminium-hydroxid

Tab. 7.1: Zusammensetzung zugelassener monovalenter Konjugatimpfstoffe gegen Meningokokken der Serogruppe C.

tes Protein ("cross-reacting material"), der andere Impfstoff *(NeisVac-C; Baxter)* nutzt Tetanustoxoid als Trägerprotein. Alle drei Impfstoffe verwenden Polysaccharidantigen desselben Meningokokkenstammes, wobei gewisse Unterschiede bezüglich der Acetylierung bestehen.

■ **Polyvalente Konjugatimpfstoffe gegen Meningokokken**

In den USA ist ein quadrivalenter Konjugatimpfstoff gegen die Serogruppen A, C, Y und W 135 zugelassen *(Menactra, Sanofi-Pasteur)* und wird als Routineimpfung mit 11-12 Jahren oder zu Beginn der High-School eingesetzt. Je 4 µg des Polysaccharides jeder Serogruppe ist konjugiert an je 12 µg Diphtherietoxoid. Er enthält keine Adjuvantien oder Stabilisatoren.

Ein Kombinationsimpfstoff gegen Hib und MenC *(Menitorix; GSK)* findet in Großbritannien seit 2006 zur Boosterimpfung im zweiten Lebensjahr Einsatz, ist aber auch für die Grundimmunisierung geeignet. Er enthält 5µg des Hib-Polysaccharides Polyribosyl-Ribitolphosphat (PRP) konjugiert an 12,5 µg Tetanustoxoid als Trägerprotein, sowie 5 µg MenC Polysaccharid des C11-Stammes, konjugiert an 5 µg Tetanustoxoid.

Zahlreiche weitere Impfstoffe mit unterschiedlichen Kombinationen von Serogruppen und Routineimpfstoffen, die auf die jeweilige Epidemiologie und Impfpläne unterschiedlicher globaler Regionen zugeschnitten sind, befinden sich in Entwicklung.

7.4. Immunogenität monovalenter Impfstoffe gegen Meningokokken der Serogruppe C

■ **Serologische Grundlagen**

Der von Gotschlich und Goldschneider entwickelte SBA-Test wurde im Interesse einer besseren Standardisierung im Vorfeld der MenC-Zulassungsstudien modifiziert. Dieser Bakterizidie-Assay verwendet statt humanem Komplement (hSBA) Komplement vom Kaninchen ("rabbit"; rSBA). Fast alle Immunogenitätsstudien der vergangenen 10 Jahre basieren auf dem rSBA. Im Vergleich mit dem hSBA gilt, dass ein rSBA von 128 zu 99 % prädiktiv für einen hSBA ≥ 4 ist und ein rSBA von ≥ 8 zu 93 %. Die meisten Geimpften mit einem rSBA zwischen 8 und 128 erfüllen aber andere Kriterien erfolgreicher Immunisierung, wie 4-facher Titeranstieg, Aviditätsreifung oder hohe Boosterantwort. Der rSBA-Grenzwert von 8 wird daher weithin als Äquivalent eines aktuellen Immunschutzes akzeptiert und wird im Folgenden unter "Seroprotektion" verstanden. Serologische Marker des Langzeitschutzes sind nicht definiert.

IgG-Antikörper können außerdem mittels ELISA gemessen werden. Eine Konzentration von 2 µg/ml wird als Äquivalent eines Immunschutzes betrachtet, vor allem gegen Infektionen durch Serogruppe A. Es besteht eine gute Korrelation zwischen rSBA- und ELISA-Ergebnissen in allen Altersklassen nach Impfung mit Konjugatimpfstoffen, im Gegensatz zu Polysaccharidimpfstoffen.

■ **Immunogenität bei Säuglingen**

Die Fähigkeit zur Induktion hoher IgG-Antikörperkonzentrationen mit guter bakterizider Funktion bereits im Säuglingsalter ist ein Hauptmerkmal von Konjugatimpfstoffen gegenüber "reinen" Polysaccharidimpfstoffen. Die Mehrzahl der Zulassungsstudien erreichten dies mittels einer aus drei Impfdosen bestehenden Grundimmunisierung im Säuglingsalter. So lassen sich mit allen drei monovalenten Impfstoffen Seroprotektionsraten von > 97 % erreichen, sowohl bei Impfung mit 2, 3, 4 Monaten als auch mit 2, 4, 6 Monaten. Dosisreduktionsstudien zeigten, dass sich nach zwei Dosen im Säuglingsalter die Seroprotektionsraten und SBA-Mittelwerte aller drei Impfstoffe kaum von jenen nach drei Dosen unterscheiden. Zwei Dosen im Säuglingsalter, gefolgt von einer Auffrischimpfung im zweiten Lebensjahr, stellen daher mittlerweile für alle drei monovalenten Impfstoffe das empfohlene Impfschema im Säuglingsalter dar.

Die Induktion von immunologischem Gedächtnis bereits bei Säuglingen ist das zweite Hauptmerkmal von MenC-Konjugatimpfstoffen. Bis zum ersten Geburtstag des Impflings sinken die Antikörperspiegel ab, so dass in diesem Alter noch Seroprotektionsraten von 47-80 % bestehen. Ohne Boosterung sinkt dieser Anteil auf 25-35 % mit hSBA ≥ 4 im Alter von 2-3 Jahren, bzw. gerade noch 12 % mit rSBA ≥ 8 im Alter von vier Jahren. Eine Boosterimpfung mit Konjugatimpfstoff im zweiten Lebensjahr - oder auch einer niedrigen Dosis von Polysaccharidimpfstoff, die in diesem Alter normalerweise keine Immunantwort auslösen würde - führte hingegen in Studien zu einer typischen sekundären Immunantwort und einem Anstieg der Konzentration bakterizider Antikörper auf Werte, welche über denen nach vorausgegangener Impfung liegen und die Seroprotektionsrate wieder auf > 97 % anhebt. Immunologische Gedächtnisantworten nach Säuglingsimpfung lassen sich noch bei vierjährigen Kindern nachweisen; interessanterweise sogar bei solchen, die nach Grundimmunisierung keinen serologischen Schutz entwickelt hatten.

■ Immunogenität bei Kleinkindern

Die Immunogenität der Impfstoffe bei Kleinkindern ist höher als im Säuglingsalter, so dass eine Einzeldosis ausreicht, um bei > 90 % der Impflinge Seroprotektion zu erreichen. Die SBA-Werte liegen 10-100-fach höher als nach reiner Polysaccharidimpfung. Bei direktem Vergleich der drei monovalenten Konjugatimpfstoffe war die Immunogenität des tetanuskonjugierten MenC-Impfstoffes, gemessen an SBA-Mittelwerten, höher als die der CRM-konjugierten Impfstoffe. Die Seroprotektionsraten unterscheiden sich jedoch nur wenig (100 % vs. 92 % vs. 91 %) [6].

Die langfristige Persistenz protektiver SBA-Werte gilt als verlässlichstes Korrelat dauerhaften Impfschutzes. Sechs Monate nach Impfung im Alter von 12-18 Monaten fanden sich Seroprotektionsraten von 57-86 % für die drei Impfstoffe. Ein Jahr nach Impfung mit CRM-MenC hatten in einer Untersuchung noch 41 % der Kinder, die im Alter von 12 Monaten geimpft worden waren, einen rSBA-Titer ≥ 8. Kinder, die bei Impfung bereits knapp 2 Jahre alt waren, hatten zwei Jahre später noch zu 37 % solchen serologischen Impfschutz. [7, 8]

Angesichts sinkender serologischer Protektionsraten bestehen hohe Anforderungen an die immunologische Gedächtnisantwort, die im Falle eines Kontaktes mit dem Organismus einen raschen Antikörperanstieg auf protektives Niveau herbeiführen soll. Tatsächlich stieg nach parenteraler Boosterung mit Polysaccharidimpfstoff in der oben beschriebenen Kohorte zweijähriger Kinder die Seroprotektionsrate binnen 4 Tagen von 41 % auf 84 %, und nach 7 Tagen auf 100 % [8].

■ Immunogenität bei Jugendlichen und Erwachsenen

Bei Jugendlichen und Erwachsenen erreicht die Immunogenität und Antikörperpersistenz reiner Polysaccharidimpfstoffe ihre Maximalwerte. Die Unterschiede zu Konjugatimpfstoffen sind in manchen Studien gering. Dies beruht auch auf einem prinzipiellen immunologischen Unterschied zur Impfung von Kleinkindern und Säuglingen: ein beträchtlicher Teil dieser Population besitzt bereits natürlich erworbene Immunität und Gedächtniszellen, so dass die Impfung einer Boosterung gleichkommt. Der direkte Vergleich von Polysaccharid- und monovalenten oder polyvalenten Konjugatimpfstoffen ergab in dieser Altersgruppe vereinzelt auch höhere IgG-Konzentrationen für Polysaccharidimpfstoffe. Bezeichnenderweise waren dennoch in solchen Fällen die SBA-Mittelwerte meist niedriger als nach Konjugatimpfung, als Hinweis auf die Induktion weniger funktioneller Antikörper durch reine Polysaccharidimpfstoffe.

Die Persistenz bakterizider Aktivität nach Konjugatimpfung ist in dieser Altersgruppe sehr gut. Der Anteil mit rSBA ≥ 8 betrug ein Jahr nach Konjugatimpfung bei 11-17-jährigen noch > 90 %. Eine andere Untersuchung fand 3½ Jahre nach Impfung im Alter von 9-12 Jahren noch eine Seroprotektionsrate von 75 %. Boosterimpfung mit Polysaccharid- oder Konjugatimpfstoff führte in letztgenannter Gruppe nach 5 Tagen zu einem signifikanten Antikörperanstieg, so dass nach 8 Tagen eine Seroprotektionsrate von 100 % erreicht war [9].

7.5. Epidemiologische Auswirkungen monovalenter Konjugatimpfstoffe gegen Meningokokken Serogruppe C

■ Effektivität

Vor der Zulassung der Konjugatimpfstoffe lagen zwar ausgiebige Verträglichkeits- und Immunogenitätsdaten, aber keine Effektivitätsdaten vor. Angesichts des Wissens um die Effektivität der weniger immunogenen Polysacharidimpfstoffe bestand aber eine sehr hohe Erwartung an ihre klinische Wirksamkeit. Auf dieser Grundlage wurden die MenC-Impfstoffe zunächst in Großbritannien ab 1999 flächendeckend eingesetzt und die Effektivität durch sorgfältige epidemiologische Überwachung nachträglich ermittelt. Binnen eines Jahres war eine Durchimpfungsrate von > 80 % aller Kinder und Jugendlicher erreicht. Erste Berechnungen der Effektivität bei Kleinkindern und Jugendlichen beliefen sich auf > 90 %. Bereits zwischen 1999 und 2001 fiel die Anzahl jährlicher Todesfälle von 67 auf 5.

Langzeitbeobachtungen nach vier Jahren gaben allerdings zu erkennen, dass ohne Boosterimpfung der direkte Impfschutz bei Säuglingen, bei Berechnung nach der sogenannten "Screeningmethode", mehr als ein Jahr nach Grundimmunisierung weitgehend verloren schien [10]. Kleinkinder ab dem zweiten Lebensjahr wiesen dagegen einen besseren Langzeitimpfschutz auf, mit einer mittleren errechneten Effektivität von 88 % im ersten Jahr und durchschnittlich 83 % über vier Jahre. Bei Kindern ab 3 Jahren und Jugendlichen blieb eine Effektivität von mindestens 90 % über mehrere Jahre aufrecht erhalten. Da in der Population junger Erwachsener noch eine hohe Inzidenz bestand - ein Hinweis, dass der prompte Rückgang der Fallzahlen in geimpften Jahrgängen nicht natürlichen Schwankungen, sondern dem Impfprogramm zu verdanken war - wurde die Impfindikation im Jahre 2002 auf 19-24 Jährige ausgedehnt. Als Resultat belief sich die Gesamtzahl jährlicher MenC-Erkrankungen in Großbritannien im Jahr 2003/2004 noch auf 64, gegenüber 957 im Jahr 1998/1999, entsprechend einer Reduktion um 93 %.

Auch Spanien führte 2000 die Routineimpfung für Säuglinge ein, begleitet von Aufholimpfungen für Kinder bis 5 Jahren bzw. bis 20 Jahre in einigen Provinzen. Die Effektivität der Konjugatimpfung betrug dort bei Säuglingen und Kleinkindern 98-99 % während eines Einjahreszeitraum und 78 %, bzw. 94 % über 3-4 Jahre [11](☞ Tab. 7.2).

Holland verzeichnete 276 MenC-Fälle im Jahre 2001, entsprechend einer Inzidenz von > 1,5/100.000, weshalb 2002 die Routineimpfung mit MenC-TT im Alter von 14 Monaten eingeführt wurde. Dies wurde begleitet von Aufholimpfungen aller Kinder und Jugendlichen bis 18 Jahre. Nach einem Jahr war eine Durchimpfungsrate von 94 % erreicht, gefolgt von einem Rückgang der Fallzahlen in den geimpften Jahrgängen um 99 %. Dank eines eindrucksvollen Rückganges der Erkrankungszahlen nicht nur in geimpften Jahrgängen, sondern auch bei ungeimpften Jahrgängen (s.u.) fiel die Zahl der MenC-Erkrankungen auf 17 im Jahre 2004, davon nur 2 Fälle in den "Impfjahrgängen" zwischen 1-18 Jahren. Beide Fälle betrafen ungeimpfte Kinder. Drei Jahre nach Einführung des Impfprogramms waren noch keine Durchbruchserkrankungen bei Geimpften aufgetreten. [12].

In den USA wurde eine alternative Impfstrategie gewählt. Dort entfallen 62 % der Infektionen auf Kinder und Erwachsene ab 11 Jahren. Da außerdem rund je ein Drittel durch Serogruppe Y und C verursacht werden, wurde die Routineimpfung mit einem quadrivalenten Konjugatimpfstoff für Kinder ab 11-12 Jahren und High-School-Anfänger eingeführt. Dies ist die Population mit den höchsten Trägerraten. Es liegen bislang keine Daten über die Auswirkung dieser Strategie vor.

■ Immunologisches Gedächtnis und Schutzdauer

Wichtige Erkenntnisse über den Impfschutz lassen sich aus der sorgfältigen Untersuchung von Fällen von Impfversagen gewinnen. Im Falle der Hib-Impfung ist das Risiko von Durchbruchinfektionen vor allem bei Vorliegen eines humoralen Immundefektes erhöht. In Großbritannien wurden in den ersten vier Jahren des Impfprogramms 53 Fälle von MenC-Infektionen bei Geimpften beobachtet. Klinische Risikofaktoren waren nicht zu identifizieren [13]. Da gewisse Marker außerdem auf intaktes immunologisches Gedächtnis in diesen Fällen hinwiesen, dämpfen diese Erkenntnisse die Erwartung, dass immunologisches Gedächtnis alleine eine zuverlässige Basis dauerhafter Immunität gegen Meningokokken sein könnte. Die Kinetik der immunologischen Gedächtnisantwort, welche einen signifikanten Antikörperanstieg nach 3-5 Tagen ermöglicht, ist in einigen Fällen wohl der bakteriellen Invasionsdynamik unterlegen. Dies hat zur Folge, dass der langfristigen Persistenz serologischer Marker des Impfschutzes wieder verstärkt Bedeutung für den direkten Impfschutz beigemessen wird, insbesondere mit Blick auf den zweiten Häufigkeitsgipfels in der zweiten Dekade [14]. Eine Boosterimpfung könnte notwendig werden, um nach Impfung im Kleinkindesalter einen zuverlässigen direkten Impfschutz auch während der zweiten Lebensdekade zu gewährleisten, sofern keine ausreichende natürliche Boosterung der Antikörperspiegel erfolgt. Dies muss Gegenstand sorgfältiger epidemiologischer Überwachung bleiben.

■ Schleimhautbesiedlung und Herdenimmunität

Die Induktion einer "lokalen Immunität", die über eine verminderte Besiedlungsrate bei Geimpften ein geringeres Infektionsrisiko bei Geimpften und Ungeimpften mit sich bringt, hat große Bedeutung für die Impfepidemiologie bekapselter Erreger (☞ Kap. 6.). Es wird vermutet, dass IgG- und IgA-Antikörper, welche nach Meningokokkenimpfung in wechselnder Konzentration im Speichel nachweisbar sind, dabei eine Rolle spielen. Da mukosaler Kontakt mit Polysaccharid-Antigen nach Konjugatimpfung zu einer raschen mukosalen und systemischen "Gedächtnisantwort" führt, wird erwartet, dass die Dauer des Schutzes vor Besiedlung - und damit der Herdenimmunitätseffekt - nach Konjugatimpfung länger anhalten wird als nach Polysaccharidimpfung.

Eine britische Studie verglich die Besiedlungsrate mit Meningokokken aller Serogruppen bei rund 16.000 Teenagern zwischen 15 und 17 Jahren ein Jahr vor und nach der Impfkampagne. Meningokokkenbesiedlung bestand vor Impfung bei 16,7 %, darunter Serogruppe B bei 4,1 %, Serogruppe C nur bei 0,45 %. Die Mehrzahl (10 %) entfiel auf nicht pathogene Serogruppen oder nicht gruppierbare Stämme, sowie je 1 % auf Serogruppe W 135 und Y. Ein Jahr nach der Impfkampagne war der Anteil der MenC-Träger auf 0,15 % weiter reduziert, entsprechend einem Rückgang um 67 %. Signifikante Trends anderer Serogruppen waren im selben Zeitraum nicht zu beobachten. Die Reduktion der Besiedlung entspricht der später beobachteten Reduktion des Erkrankungsrisiko ungeimpfter Kinder und Jugendlicher in der britischen Bevölkerung von 67 % [15].

	Großbritannien		Spanien	
Impfschema	2/3/4 Monate		2/4/6 Monate	
Aufholimpfung	bis 24 Jahre		bis 5 Jahre	
Zeitraum	1 Jahr	4 Jahre	1 Jahr	3-4 J.
Säuglinge	93 %	66 %	98 %	78 %
Kleinkinder	88-98 %	83-98 %	99 %	94 %
Jugendliche	96 %	93-96 %	-	-
Indirekter Schutz	67 %	+	35 %	

Tab. 7.2: Effektivität monovalenter Konjugatimpfstoffen in verschiedenen Ländern (im ersten Jahr und gemittelt über mehrere Jahre) und Herdenimmunität.

Das holländische Beispiel illustriert sehr anschaulich die Bedeutung von Aufholimpfungen und hohen Durchimpfungsraten für die Auswirkungen eines Impfprogrammes mit Konjugatimpfstoffen. In Holland war zwischen 2001 und 2004, nach Durchimpfung aller Kinder und Jugendlichen von 1-18 Jahren, ein deutliches Sinken der Fallzahlen in den ungeimpften Populationen der Säuglinge von 20 auf 1, und der Erwachsenen über 18 Jahre von 76 auf 14, zu verzeichnen. Dies ist ein sehr deutlicher Hinweis auf Herdenimmunität infolge verminderter Zirkulation des Erregers [12].

Die Auswirkungen einer Impfung im Kleinkindesalter auf die Besiedlung mit Meningokokken Typ C ist nicht untersucht. Kinder dieses Alters sind selten MenC-Träger - deutlich < 1 % in Querschnittstudien. Indirekte Hinweise gibt es aber aus Spanien, wo in den meisten Regionen nur Kinder bis 5 Jahren in das Impfprogramm eingeschlossen waren und eine Reduktion des Erkrankungsrisikos ungeimpfter Kleinkinder um 35 % beobachtet wurde. Dies legt nahe, dass auch unter Kindern dieses Alters eine gewisse Zirkulation von Meningokokken besteht, welche sich durch Impfung reduzieren lässt.

Ungewissheit bestand ursprünglich bezüglich der Frage, ob es nach Konjugatimpfkampagnen infolge der mukosalen Immunität gegen Serogruppe C zu einem Anstieg anderer Serogruppen kommen würde. Dies könnte erfolgen, indem andere Meningokokken die vakant gewordene "ökologische Nische" im Nasopharynx einnehmen oder - noch einfacher - indem Meningokokken Typ C einen Kapselwechsel durchführen. Solches war zuvor sporadisch beobachtet worden. Ein Anstieg invasiver Erkrankungen durch Meningokokken anderer Serogruppen infolge von Impfprogrammen trat nicht auf. Auch sorgfältige Feintypisierungen der nationalen Referenzzentren ergaben keine Hinweise, dass Kapselwechsel in überzufälligem Umfang stattfindet.

> In diesem Zusammenhang ist auf das Angebot des Nationalen Referenzzentrums für Meningokokken in Würzburg hinzuweisen, kostenfreie Analysen zu Serogruppe und Feintyp durchzuführen. Außerdem kann dort per PCR eine Diagnosesicherung nach antibiotischem Therapiebeginn angestrebt werden. Im Sinne einer kompletteren Erfassung der serologischen und molekularen Epidemiologie nach Einführung von Impfungen sind dies wichtige flankierende Maßnahmen. Praktische Hinweise finden sich unter www.meningococcus.de.

7.6. Verträglichkeit und Sicherheit monovalenter Impfstoffe

Publizierte Daten zur Sicherheit der MenC-Konjugatimpfstoffe stammen aus 2 Quellen: den extensiven Zulassungsstudien mit kumulativ etwa 23.000 Teilnehmern, sowie den Meldungen an Pharmakovigilanzbehörden seit der Zulassung. Das Sicherheitsprofil der drei aktuell in Deutschland lizenzierten Impfstoffe ist demzufolge vergleichbar.

■ Lokalreaktionen

Die lokale Reaktogenität ist generell etwas niedriger als die von Kombinationsimpfstoffen mit ganzzelliger oder azellulärer Pertussiskomponente. Bei zeitlich getrennter, separater Verabreichung von MenC- und Kombinationsimpfstoffen im Säuglingsalter ist die Rate an Lokalreaktionen höher als bei simultaner Gabe beider Impfstoffe. Transiente Lokalreaktionen wie Rötung, Schwellung und Induration oder Berührungsempfindlichkeit sind nach MenC-Konjugaten häufig, in 0-3 % der Fälle weisen diese Reaktionen eine Größe von > 2,5 cm auf.

■ Systemische Reaktionen

Systemische Nebenwirkungen wie Fieber, Appetitverlust, Lethargie oder Unruhe wurden in Säuglingsstudien bei bis zu 35 % der Impflinge beobachtet, wobei wegen der simultanen Gabe anderer Impfstoffe der Anteil der MenC-Impfung oft nicht zu differenzieren war. Bei oben erwähnter zeitversetzter Gabe gegenüber der hexavalenten Grundimmunisierung hatten in einer spanischen Studie nur 1,7 % der Säuglinge nach MenC-Impfung eine Körpertemperatur > 38,5 °C. Auch bei älteren Kindern und Jugendlichen tritt Fieber bei 1-3 % auf, Temperaturen über 39 °C sind selten. Jugendliche klagen gehäuft über Kopfschmerzen, Gliederschmerzen oder Myalgien, Erwachsene etwas seltener. Diese Beschwerden werden nur von 1 % als schwerwiegend beurteilt.

■ Seltene unerwünschte Ereignisse

Sehr seltene unerwünschte Ereignisse sind auch in großen Zulassungsstudien kaum zuverlässig zu erheben. Wichtige Daten entstammen Meldungen an die Pharmakovigilanzbehörden, mangels Kontrollgruppe ist eine kausale Zuordnung aber oft schwierig. Die folgenden Ereignisse wurden mit einer Frequenz von < 1 : 10.000 nach Impfung mit monovalenten MenC-Impfstoffen gemeldet: immunologische Reaktionen (Anaphylaxie, Angioödem, Lymphadenopathie, Bronchospasmus), neurologische Ereignisse (Krampfanfälle, Fieberkrämpfe, Synkopen, Schwindelgefühl, Hypotonie, Parästhesien), Hautsymptome (Erythema multiforme, Urtikaria, Pruritus), gastrointestinale Ereignisse (Übelkeit, Erbrechen) und Arthralgien. Für Patienten mit nephrotischem Syndrom ist möglicherweise das Risiko eines Rückfalles nach Impfung um den Faktor 1,5 erhöht, weshalb bei solchen Kindern die Indikation im Einzelfall abzuwägen ist. Jüngere Daten ziehen einen solchen Zusammenhang allerdings in Zweifel. Auch rheumatische Erkrankungen bergen kein erhöhtes Exazerbationsrisiko nach MenC-Impfung.

In den USA wurden an die FDA einige Fälle von Guillain-Barré-Syndrom (GBS) nach Verabreichung des dort lizenzierten quadrivalenten Konjugatimpstoffes gemeldet. Eine Erhöhung des Basisrisikos um den Faktor 1,8 scheint möglich. Ein anamnestisches GBS gilt daher zur Zeit als Kontraindikation für den quadrivalenten Impfstoff, obwohl die Kausalität unsicher und die Signifikanz nicht eindeutig ist. Für die weitaus häufiger verabreichten monovalenten MenC-Konjugatimpfstoffe sind keine Hinweise auf eine GBS-Häufung bekannt.

In sehr seltenen Fällen wurden Nackensteife oder das Auftreten von Petechien nach Impfung beschrieben und fanden in die Fachinformation Eingang. Bevor solche Symptome als Impfnebenwirkung akzeptiert werden, sollte natürlich stets an die Möglichkeit einer koinzidentellen Meningitis oder Sepsis, z.B. durch Serogruppe B, gedacht und die nötige Diagnostik mit gebotener Dringlichkeit veranlasst werden.

■ Interaktionen

Die Reaktogenität simultan verabreichter hexa- oder pentavalenter Routineimpfstoffe wird bei Grundimmunisierung von Säuglingen oder Kleinkindern durch gleichzeitige Applikation von Meningokokkenkonjugaten nicht erhöht. Im Falle einer Aufholimpfung von Kleinkindern oder Jugendlichen hat eine kurz zuvor durchgeführte Diptherie-Tetanus-Pertussis-Impfung ebenfalls keinen Effekt auf die Reaktogenität.

Die Beeinflussung der Immunogenität anderer Impfantigene lässt sich schematisch in drei Gruppen unterteilen: Polysaccharidantigen, Trägerprotein und unverwandte Impfantigene. Die Impfantwort gegenüber unverwandten Impfantigenen, wie z.B. in Sechsfachimpfstoffen (Polio, Hepatitis B, Pertussis) ist im Ganzen unbeeinflusst. Die Antikörperantwort gegenüber dem Antigen, welches dem Trägerprotein verwandt oder identisch ist, wird gesteigert. Eine Konjugatimpfung stellt jedoch keinen Ersatz für die Impfung, bzw. Auffrischung mit dem entsprechenden Impfantigen (z.B. Dip, Tet) dar. Die Beeinflussung der Impfantwort auf zeitgleich verabreichte konjugierte Polysacharidantigene, etwa Hib und MenC, variiert in geringem Umfang, vor allem bei Einsatz desselben Trägerproteins. Bei Kombination tetanuskonjugierter Hib-, als auch MenC-Impfstoffe wird die Immunantwort gegen Hib (PRP), aber nicht gegen MenC, verstärkt.

Die gleichzeitige Verabreichung mit Pneumokokkenkonjugatimpfstoff wird in Deutschland nicht empfohlen, da nur wenige Daten bezüglich einer möglichen Beeinflussung der Antikörperantwort bei Gabe von drei Konjugatimpfstoffen (Hib, MenC, Pneumokokken) vorliegen. Ein experimenteller Kombinationsimpfstoff, welcher einen monovalenten Serogruppe C-Impfstoff mit einem experimentellen 9-valenten Pneumokokkenimpfstoff in einer Spritze kombinierte, wies sowohl suboptimale Pneumokokkenantikörperspiegel, als auch etwas eingeschränkte bakterizide Aktivität gegen MenC auf.

Auch die gleichzeitige Verabreichung eines Meningokokken-Konjugatimpfstoffes mit Varizellenimpfstoff oder MMR-V-Kombinationsimpfstoff wird wegen mangelnder Datenlage derzeit nicht empfohlen.

7.7. Prävention von Meningokokkeninfektionen in Deutschland

■ Aktuelle STIKO-Empfehlung

Seit Juli 2006 ist in Deutschland die Impfung mit monovalentem MenC-Konjugatimpfstoff als Routineimpfung für Kleinkinder im 2. Lebensjahr empfohlen und soll als Einzeldosis so früh wie möglich zu Beginn des zweiten Lebensjahres gegeben werden. Die Rationale der Impfempfehlung wurde vom RKI ausführlich dargelegt (Epidemisches Bulletin 30-33/2006, www.rki.de). Primäres Impfziel ist der individuelle Impfschutz von Kleinkindern während der Phase des höchsten Erkrankungsrisikos. Die Aufholimpfung älterer Kinder zum Schließen von Impflücken wird generell befürwortet, jedoch aufgrund logistischer Limitationen (Erreichbarkeit dieser Jahrgänge für Impfungen) nicht aktiv verfolgt. Die STIKO-Empfehlung äußert den Vorbehalt, dass die Impfempfehlung gegebenenfalls an epidemiologische Erfordernisse oder neue Erkenntnisse bezüglich der Dauer des Impfschutzes anzupassen sein wird.

Zusätzlich zur Juli 2006 in Deutschland eingeführten Routineimpfung für Kleinkinder besteht wie zuvor eine Empfehlung zur Impfung mit MenC-Konjugatimpfstoffen für besondere Risikogruppen. Sofern diese ein dauerhaft erhöhtes Risiko aufweisen, sollte die Konjugatimpfung nach 6 Monaten durch eine 4-valente Polysaccharidimpfung ergänzt werden. Seit Februar 2007 empfiehlt die STIKO das Nachholen der Impfung gegen Meningokokken C jenseits des vollendeten Lebensmonats für alle Kinder und Jugendlichen bis zum vollendeten 18. Lebensjahr (Epidemiologisches Bulletin 7/2007 (7), www.rki.de).

Die Risikogruppen umfassen:

- Patienten mit zellulären oder humoralen Immundefekten, mit Komplement- oder Properdindefekten sowie mit Asplenie. Hier besteht Indikation zur sequentiellen Impfung mit Konjugatimpfstoff, gefolgt von polyvalentem Polysaccharidimpfstoff einige Monate später, frühestens aber nach Vollendung des zweiten Lebensjahr. Da es sich um einen Totimpfstoff handelt, bestehen keine Sicherheitsbedenken bei Immundefekten, über die individuelle Schutzwirkung der Impfung bei diesen Risikogruppen ist aber wenig bekannt. Einzelne Daten legen nahe, dass die Verbreichung von zwei Konjugatdosen zur Grundimmunisierung, bzw. einer Auffrischimpfung nach einigen Jahren sinnvoll sein kann, sofern die Art des Immundefektes eine Impfantwort ermöglicht (z.B. bei Asplenie). Darüber hinaus ist in Analogie zu anderen Impfungen anzunehmen, dass solche Patienten am effektivsten durch die indirekte Wirkung einer Herdenimmunität zu schützen sind.

- Gefährdetes Laborpersonal, vor allem innerhalb der Mikrobiologie, welches Aerosolen von *N. meningitidis*-Kulturen ausgesetzt sein könnte (siehe STIKO-Empfehlungen).
- Reisende in Gebiete, in denen Meningokokkenerkrankungen bestimmter Serogruppen gehäuft (d.h. hyperendemisch oder epidemisch) auftreten. Dies betrifft zur Zeit hauptsächlich die Serogruppen A und W135 für Reisen in Teile Afrikas und nach Saudi-Arabien (Hadj), weshalb hier quadrivalente Polysaccharid-Impfstoffe indiziert sind. Durch zusätzliche Impfung mit Konjugatimpfstoff lässt sich ein verlängerter Schutz gegen MenC erreichen, sofern dies sinnvoll oder erwünscht ist. Typischerweise sollte dies einige Monate vor Polysaccharidimpfung erfolgen, so dass letztere eine kräftige Boosterantwort auslöst. Sofern dies zeitlich nicht praktikabel ist, weil ein früherer polyvalenter Schutz gewährleistet werden soll, ist aber auch die umgekehrte Reihenfolge sinnvoll und in der Lage, den Zustand der "hyporesponsiveness" zu überwinden.
- Schüler und Studenten, die einen längeren Aufenthalt in einem Land planen, in dem die Impfung Routine ist. Dies betrifft neben einer wachsenden Anzahl europäischer Länder (u.a. GB, Spanien, Holland, Belgien, Irland, Island, Schweiz) auch die USA, Kanada und Australien.
- Außerdem kann die Impfung bei Ausbrüchen oder regionalen Häufungen zur Eindämmung, bzw. Riegelung, empfohlen werden und kam in diesem Kontext bereits in einzelnen Landkreisen in Nordrhein-Westfalen und Bayern zum Einsatz.

Polysaccharidimpfungen sind generell, sofern die Risikoindikation fortbesteht, alle drei Jahre aufzufrischen. Das oben beschriebene Phänomen der Attenuierung der Impfantwort nach wiederholter Polysaccharid-Impfung begrenzt den Nutzen dieses Vorgehens. Dies wird vermeidbar, wenn polyvalente Polysaccharidimpfstoffe voraussichtlich bald in allen verbleibenden Indikationen durch entsprechende Konjugatimpfstoffe ersetzt werden.

▪ Rolle des Impfprogrammes

Es gibt differenzierte Modellrechnungen, welche die epidemiologische Auswirkung verschiedener Impfschemata analysieren. Auch Kosteneffektivitätsrechnungen wurden angestellt, denen zufolge die Routineimpfung im zweiten Lebensjahr als langfristig kosteneffektivste Maßnahme erscheint. Ein Säuglingsimpfprogramm verursacht demgegenüber aufgrund zweier zusätzlicher Dosen zur Vermeidung der Fälle im ersten Lebensjahr deutlich höhere Kosten pro gewonnenem Lebensjahr. Das holländische Beispiel zeigt zugleich, dass die Säuglingsimpfung keineswegs "conditio sine qua non" für die Reduktion der Säuglingsmorbidität ist, sofern die Transmission in den relevanten Altersgruppen durch ein geeignetes Impfprogramm vermindert wird.

Die graduelle Einführung einer Routineimpfung ohne Aufholimpfungen gewährt dem Impfling mehrjährigen individuellen Schutz, hat aber geringen Einfluss auf die Epidemiologie, da wenig Herdenimmunität generiert wird und ältere Jahrgänge ungeschützt bleiben. Empirische Daten sind knapp, da die Einführung der MenC-Impfung in Routineimpfprogramme bislang in fast allen Ländern von Aufholimpfungen für ältere Kinder begleitet wurde.

Bei gleichzeitiger Implementation eines Aufholimpfprogrammes lässt sich aufgrund des Herdeneffektes eine umfänglichere Reduktion erreichen, deren Ausmaß wesentlich von der Altersgrenze der Aufholimpfung bestimmt wird. Dieser Effekt kann stärker als der direkte Impfeffekt sein, wie sich an den geringen Erkrankungszahlen der Säuglinge in

Großbritannien zeigt. Tatsächlich gibt es Modelle, die besagen, dass infolge des in Holland oder Großbritannien erreichten Kollektivschutzes die Gestaltung des Routineimpfprogramms in diesen Ländern für einige Jahre fast ohne Einfluss auf die mittlerweile niedrigen Fallzahlen bleiben wird.

Eine Mittelposition nehmen Impfprogramme ein, die gleichzeitig eine Routineimpfung von Kleinkindern und (Booster-)Impfung von Adoleszenten einführen. In der Schweiz wird als sogenannte "Ergänzungsimpfung" eine Dosis der MenC-Konjugatimpfung im Alter zwischen 1-4 Jahren, sowie eine Dosis mit 11-15 Jahren, empfohlen. Dies trägt sowohl dem erhöhten Erkrankungsrisiko dieser Altersgruppe Rechnung, als auch der Möglichkeit nachlassender Effektivität zehn Jahre nach Grundimmunisierung.

Die aktuelle STIKO-Empfehlung entstand vor dem Hintergrund einer derzeit stabilen Inzidenz auf relativ niedrigem Niveau. Publizierten Schätzungen des RKI zufolge (Epidemisches Bulletin 31/2006) wird bei Zugrundelegung von 90 % Effektivität und 80 % Impfrate eine Reduktion um 11 % der Meningokokkenfälle durch Serogruppe C jährlich erwartet, so dass über einen 3-Jahreszeitraum circa 71 Krankheitsfälle und 8 Todesfälle vermieden werden könnten.

Diesen Fällen könnten allerdings im selben Zeitraum mehrere hundert Erkrankungen durch Serogruppe C in ungeimpften Jahrgängen gegenüberstehen, vor allem bei Jugendlichen und jungen Erwachsenen. Zusätzlich sind fast 1.500 nicht impfpräventable Erkrankungen durch Meningokokken Typ B in allen Jahrgängen zu erwarten. Es ist insofern wichtig zu erkennen, dass die Umsetzung der Routineimpfung im zweiten Lebensjahr mit den gegenwärtig verfügbaren Impfstoffe nicht zum weitgehenden Verschwinden des klinischen Krankheitsbildes der Meningokokkenerkrankung führen wird. Dies ist ein wesentlicher Unterschied zur Situation bei der Prävention invasiver Infektionen durch Hib und Pneumokokken. Erst die Entwicklung von Impfstoffen mit Wirksamkeit gegen alle Serogruppen wird hier hoffentlich bald vergleichbare Verhältnisse schaffen.

Fazit

Konjugatimpfstoffe gegen Meningokokken Typ C haben hohe Sicherheit und Effektivität bewiesen, sowie ein Potential für weitreichende epidemiologische Auswirkungen. Diese sind eng mit dem jeweiligen Impfprogramm verknüpft und beruhen auf drei Komponenten: serologischem Impfschutz, Herdenimmunität und immunologischem Gedächtnis. Diesbezüglich bestehen wesentliche Ähnlichkeiten mit der Immunologie und Impfepidemiologie anderer bekapselten Erreger. Wesentliche Unterschiede zu diesen betreffen die besonders hohen Anforderungen an die Dauer des Impfschutzes, sowie den Umstand, dass nur eine Minderzahl der klinischen Meningokokkeninfektionen in Deutschland derzeit impfpräventabel sind. Es bleibt daher unverzichtbar, dass klinisch tätige und niedergelassene Ärzte eine hohe Vigilanz gegenüber den klinischen Anzeichen einer Meningokokkenerkrankung bewahren und das Wissen darüber auch in der Öffentlichkeit weiter geschärft wird. Bis zur Entwicklung von Impfstoffen mit Wirksamkeit gegen alle Serogruppen bietet die Meningokokken C-Konjugatimpfung die einzige (effektive) Möglichkeit, das Erkrankungsrisiko gefährdeter Kinder und Jugendlicher zu senken.

7.8. Literatur

1. Pollard AJ, Nadel S, Ninis N et al. Emergency management of meningococcal disease: eight years on. Arch Dis Child 2007;92:83-86.

2. Goldschneider I, Gotschlich EC, Artenstein MS. Human immunity to the meningococcus. I-V. J Exp Med. 1969;129:1307-95.

3. Granoff DM, Pollard AJ. Reconsideration of the Use of Meningococcal Polysaccharide Vaccine. Pediatr Infect Dis J 2007;26:716-722.

4. Snape MD, Pollard AJ. Meningococcal polysaccharide-protein conjugate vaccines. Lancet Infect Dis 2005; 5: 21-30.

5. Conterno LO, Silva Fiho CR, Rüggeberg JU et al. Conjugate Vaccines for preventing meningococcal C meningitis and septicaemia. Cochrane Library 2006.

6. Richmond P, Borrow R, Goldblatt D et al. Ability of 3 different meningococcal C conjugate vaccines to induce immunologic memory after a single dose in UK toddlers. J Infect Dis 2001;183:160-3.

7. Borrow R, Goldblatt D, Andrews N et al. Antibody persistence and immunological memory at age 4 years after meningococcal group C conjugate vaccination in chil-

7.8. Literatur

dren in the United Kingdom. J Infect Dis 2002;186: 1353-7.

8. Tsai TF, Borrow R, Gnehm HE et al. Early appearance of bactericidal antibodies after polysaccharide challenge of toddlers primed with a group C meningococcal conjugate vaccine: what is its role in the maintenance of protection? Clin Vaccine Immunol. 2006;13:854-61.

9. Snape MD, Kelly DF, Salt P et al. Serogroup C Meningococcal Glycoconjugate Vaccine in Adolescents: Persistence of Bactericidal Antibodiesand Kinetics of the Immune Response to a Booster Vaccine More Than 3 Years after Immunization. Clin Inf Dis 2006;43:1387-94.

10. Trotter CL, Andrews NJ, Kaczmarski EB et al. Effectiveness of meningococcal serogroup C conjugate vaccine 4 years after introduction. Lancet. 2004;364:365-7.

11. Larrauri A, Cano R, Garcia M et al. Impact and effectiveness of meningococcal C conjugate vaccine following its introduction in Spain. Vaccine. 2005;23:4097-100.

12. De Greeff SC, de Melker HE, Spanjaard L et al. Protection from routine vaccination at the age of 14 months with meningococcal serogroup C conjugate vaccine in the Netherlands. Pediatr Infect Dis J 2006;25:79-80.

13. Auckland C, Gray S, Borrow R et al. Clinical and immunologic risk factors for meningococcal C conjugate vaccine failure in the United Kingdom. J Infect Dis 2006; 194:1745-52.

14. Borrow R, Miller E. Long-term protection in children with meningococcal C conjugate vaccination: lessons learned. Expert Rev Vaccines 2006;5:851-7.

15. Maiden MC, Stuart JM. Carriage of serogroup C meningococci 1 year after meningococcal C conjugate polysaccharide vaccination. Lancet 2002;359:1829-31.

Haemophilus influenzae Typ b (Hib): Mikrobiologie, Immunität, Impfempfehlungen

8. *Haemophilus influenzae* Typ b (Hib): Mikrobiologie, Immunität, Impfempfehlungen

Haemophilus influenzae Typ b (Hib) verursacht weltweit schwerste invasive Infektionen bei Säuglingen und Kleinkindern. Wie auch *Streptococcus pneumoniae* und *Neisseria meningitidis* besitzt *H. influenzae* Typ b eine Polysaccharid-Kapsel, die dem Erreger einen Überlebensvorteil während der Übertragung und der Kolonisierung bietet und das Überleben im Blutstrom durch Resistenz gegenüber der Komplement-vermittelten Phagozytose sichert. Antikörper gegen die Polysaccharid-Kapsel sind von zentraler Bedeutung für die natürlich erworbene Immunität gegen bekapselte Erreger und vermitteln wahrscheinlich eine lebenslange, stabile Protektion. Daher erscheinen Polysaccharid-Kapseln für eine Impfstoffentwicklung prinzipiell gut geeignet.

Während der Kindheit wird als Folge von asymptomatischem Hib-Trägertum die Bildung von Antikörpern induziert, die gegen die Polysaccharid-Kapsel des Erregers gerichtet sind. Diese verleihen Schutz vor einer Erreger-Invasion, so dass Kinder im Alter von über 4 Jahren nur noch selten an Hib-Infektionen erkranken. Wie andere Polysaccharide, so ist auch das Polyribosyl-Ribitol-Phosphat (PRP) der Hib Kapsel ein T-Zell-unabhängiges Antigen. Solche Antigene sind wenig immunogen, wenn sie im Säuglingsalter als Impfstoff verabreicht werden oder im Rahmen einer Infektion in den Körper gelangen. Da nun die höchste Erkrankungsrate in den ersten zwei Lebensjahren liegt, wurden Hib-Impfstoffe entwickelt, bei denen die PRP-Kapsel kovalent an ein Carrierprotein gekoppelt ist, das mittels Induktion einer T-Zell-vermittelten Immunität die Produktion von anti-PRP-Antikörpern schon während der ersten 6 Lebensmonate ermöglicht. Die Einführung von Hib Protein-Polysaccharid Konjugatimpfstoffen in vielen Industrieländern während der letzten 17 Jahre hat dort invasive Hib Erkrankungen praktisch eliminiert. Aus der systematischen Erfolgskontrolle speziell des britischen Impfprogrammes wurde ersichtlich, dass Protein-Polysaccharid-Konjugate immer im 2. Lebensjahr geboostert werden sollten, dass sie eine ausgeprägte Herdenimmunität induzieren und dass bei hohen Impfraten eine Erregerelimination möglich ist. Die Erkrankungslast ist in armen Ländern heute am höchsten. Daher sollte die Bundesrepublik Deutschland Voraussetzungen schaffen, damit auch die Kinder in Regionen geimpft werden können, in denen der Impfstoff aus ökonomischen und logistischen Gründen bisher nicht verwendet wird.

8.1. Mikrobiologie

Haemophilus influenzae ist ein kleines (1 x 0,3 µm), gramnegatives, oft kokkoides, unbewegliches und sporenloses Stäbchen (☞ Abb. 8.1) aus der Familie der *Pasteurellaceae*. Es handelt sich um einen humanpathogenen Erreger, der als Kolonisator hauptsächlich im oberen Respirationstrakt gefunden wird. Ursprünglich wurde *H. influenzae* irrtümlicherweise für den Erreger der Influenza gehalten. Gleichwohl besitzt der Erreger ein weitreichendes pathogenes Potential. Der Name *Haemophilus* ("Blut liebend") weist auf die Wachstumsbedingungen und die Anforderungen an das Nährstoffmedium hin. *H. influenzae* kann im Mikroskop eine variable Morphologie von kleinen Kokkenbazillen bis hin zu langen Filamenten aufweisen. Dieser Pleomorphismus sowie die inkonsistente Aufnahme von Farbstoffen bei der Gram-Färbung können zu einer fehlerhaften Interpretation von gefärbten Ausstrichen führen.

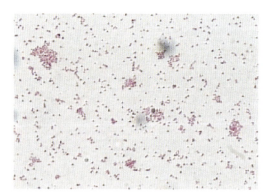

Abb. 8.1: *Haemophilus influenzae* Grampräparat.

H. influenzae benötigt zwei Nährstoffzusätze, die als X- und V-Faktor bekannt sind, wobei keiner von beiden eine Einzelsubstanz darstellt. X-Faktor kann mittels hitzestabiler eisenhaltiger Pigmente zugegeben werden, die die essentiellen Protoporphyrine für Katalasen, Peroxidasen und Cytochrome der Elektronentransportkette beisteuern. Die Wachstumsabhängigkeit von X-Faktor kann als Unterscheidungsmerkmal von *H. influenzae* zu anderen *Haemophilus*-Spezies herangezogen werden. Der V-Faktor ist ein hitzelabiles Coenzym (Nicotinamid-Adenin-Dinucleotid, NAD), das in Erythrozyten vorhanden ist, jedoch erst durch Zelllyse aus diesen freigesetzt wird. *H. influenzae* wächst daher nur auf "Kochblutagar", einem Blutagar, in dem die Erythrozyten durch Hitze zerstört sind. Als Alternative hierzu kann die Bluthämolyse z.B. auch durch *Staphylococcus aureus* bewirkt werden. *H. influenzae* wächst dann als Satellit auf Blutagar um die Hämolysezone von *S. aureus* (☞ Abb. 8.2 "Satellitenwachstum" und 8.3, "Ammenphänomen"). Einige *H. influenzae* Stämme wachsen am besten in einer 5-10 % Kohlendioxid-Atmosphäre.

Kolonien von *H. influenzae* sind transparent oder leicht opak, kreisrund und kuppelförmig (☞ Abb. 8.4 und 8.5). Innerhalb von 24 h bei 37 °C wachsen sie zu einer Größe von 0,5 bis 0,8 mm, nach 48 h sind es 1,0 bis 1,5 mm. Es gibt bekapselte und unbekapselte Stämme.

Je nach chemischem Aufbau der Kapselpolysaccharide und den daraus resultierenden Antigeneigenschaften werden sechs Serogruppen (a-f) unterschieden. Eine bestimmte Region des Chromosoms (*cap*) enthält den Gencluster, der für die Expression der Kapsel notwendig ist. Bei allen 6 Kapseltypen setzt sich *cap* aus 3 Regionen zusammen. Die Regionen 1 und 3 sind bei allen Typen gleich. Sie flankieren die Region 2, die kapseltypenspezifische Gene enthält. Mittels PCR und Serumagglutination kann der Kapseltyp bestimmt werden. Eine Besonderheit stellen die seltenen b⁻(minus)-Mutanten dar, die durch den Verlust eines für die Expression der Kapsel essentiellen Gens die Fähigkeit verloren haben, die Kapsel auszubilden. Diese Stämme können nur mittels PCR oder Sequenzierung von unbekapselten Stämmen unterschieden werden.

Die Kapsel besteht aus Polysaccharid (Polyribitol-Ribose-Phosphat (PRP)) und ermöglicht dem Erreger einen Zugang in den Blutstrom im Anschluss an die Kolonisierung des Nasopharynx. Kolonien bekapselter Stämme sind schleimig und können eine Größe von 3-4 mm erreichen. Unbekapselte Stämme werden im englischen Sprachgebrauch missverständlich auch als "nontypeable" bezeichnet, da sie mit den Antiseren gegen die sechs Kapseltypen nicht reagieren.

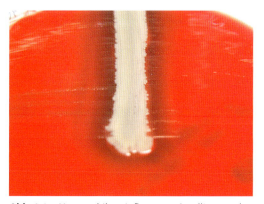

Abb. 8.2: *Haemophilus influenzae* Satellitenwachstum.

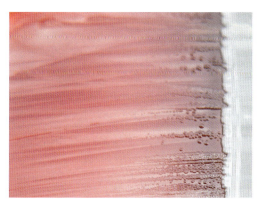

Abb. 8.3: *Haemophilus influenzae* Satellitenwachstum.

Daneben kann man *H. influenzae*-Stämme aufgrund enzymatischer Ausstattung und Fähigkeiten in 8 Biotypen (I-VIII) einteilen. Bei invasiven Erkrankungen sind die Biotypen I und II am häufigsten vertreten.

H. influenzae sind meist empfindlich gegen Ampicillin, Cephalosporine, Chloramphenicol, Sulfonamide, Tetrazykline und Makrolide. Mittlerweile treten bei klinischen Isolaten aufgrund der Ausbreitung von konjugativen Plasmiden Resistenzen gegen Ampicillin und andere β-Lactam-Antibiotika sowie Chloramphenicol und Tetrazykline auf. Eine Resistenz gegen β-Lactame wird zumeist verursacht durch die Produktion von β-Lactamase nach dem TEM-1- und ROB-1-Typ. In den meisten Ländern beträgt die Inzidenz der β-Lactamase produzierenden Stämme 5-30 %, sie kann in einigen Ländern jedoch über 60 % liegen. In Deutschland sind β-Lactamase-bildende Stämme bei Kindern selten. Weiter sind β-Lactamase negative, Ampicillin-resistente Stämme (BLNAR) beschrieben worden, deren Resistenz gegen β-Lactame durch Mutationen in Genen für Penicillin-bindende Proteine vermittelt ist. In Spanien machen BLNAR-Stämme etwa 12 % der β-Lactamase negativen Stämme aus. Die klinische Relevanz dieser Stämme ist jedoch unklar.

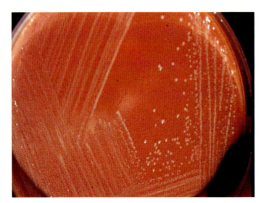

Abb. 8.4: Haemophilus influenzae Ausstrich auf Kochblutagar.

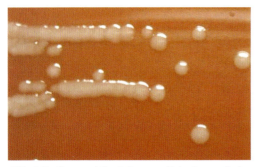

Abb. 8.5: Haemophilus influenzae Koloniemorphologie.

8.2. Immunität

Der Schutz gegen invasive *H. influenzae* Typ b-Infektionen wird durch Antikörper gegen das Kapselpolysaccharid PRP vermittelt. Serumantikörper gegen PRP aktivieren die Komplement-vermittelte Bakterizidie sowie die opsonierende Aktivität *in vitro* und vermitteln schützende Immunität gegen systemische Infektionen. Die Konzentration der mütterlichen Serumantikörper gegen PRP sinkt nach der Geburt und erreicht einen Tiefpunkt nach etwa 6-12 Monaten. In diesem Alter findet man weltweit die höchste Inzidenz für Meningitis durch *H. influenzae* Typ b bei ungeimpften Kindern. Die Antikörperkonzentration gegen PRP steigt dann allmählich an, bedingt durch die Exposition zu kolonisierenden *H. influenzae* Typ b oder durch Kreuzreaktionen mit anderen Antigenen. Systemische Erkrankungen sind selbst bei ungeimpften Kindern ab einem Alter von 5 Jahren durch den natürlichen Erwerb von Antikörpern gegen PRP selten.

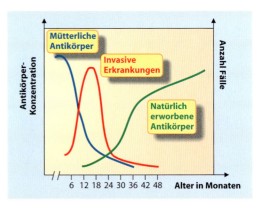

Abb. 8.6: Schematische Darstellung der Antikörperkonzentration in Abhängigkeit vom Alter.

8.3. Epidemiologie

H. influenzae kommt weltweit und ausschließlich beim Menschen vor. Unbekapselte und (seltener) auch bekapselte Stämme gehören zur Normalflora des Nasen-Rachen-Raumes und des Genitaltraktes. Eine Übertragung erfolgt durch Tröpfcheninfektion oder durch direkten Kontakt von Mensch zu Mensch. Die Kolonisation des Respirationstraktes ist ein dynamischer Prozess, der ab der Geburt beginnen kann. Etwa 1-80 % der gesunden Personen sind Träger von unbekapselten Stämmen - Kinder in Gemeinschaftseinrichtungen sind hierbei besonders häufig kolonisiert. Seit Einführung und mit der Anwendung von Konjugatimpfstoffen sind weniger als 1 % der geimpften Menschen Träger von Hib-Stämmen.

Da *H. influenzae* an Mucine und Epithelzellen bindet, wurde der Erreger lange für einen extrazellulären Organismus gehalten. Inzwischen häufen sich die Anzeichen dafür, dass *H. influenzae* sowohl eine extrazelluläre als auch eine intrazelluläre Nische im Respirationstrakt des Menschen einnimmt. H. influenzae-Stämme befinden sich im Lumen der Atemwege, gebunden an Mucine und Epithelzellen, innerhalb der Interstitien der Submucosa sowie innerhalb der Zellen des Respirationstraktes.

Unbekapselte Stämme sind für bakterielle Komplikationen im Rahmen von akuten respiratorischen Infektionen verantwortlich.

Eigenschaft	Unbekapselte Stämme	Kapseltyp b Stämme
Kolonisierungsrate im oberen Respirationstrakt	1-80 %	<1 % in geimpfter Population, bis 33 % in ungeimpfter Population
Kapsel	unbekapselt	Polysaccharid-Kapsel
Pathogenese	Kolonisation der Schleimhäute	invasive Infektionen
Klinische Manifestationen	Lokale Infektionen: Otitis media, Pneumonie, Exazerbationen von chronisch obstruktiver Lungenerkrankung (COPD), Sinusitis, vereinzelt invasive Erkrankungen	Systemische Infektionen: Meningitis, Epiglottitis, Sepsis, Bakteriämie, Osteomyelitis, septische Arthritis, andere invasive Erkrankungen bei Säuglingen und Kindern, lokale Infektionen
Impfstoff	kein Impfstoff verfügbar	Polysaccharid-Konjugatimpfstoffe

Tab. 8.1: Vergleich verschiedener Eigenschaften von unbekapselten und Kapseltyp b-*H. influenzae*-Stämmen.

Invasive Infektionen kommen besonders bei Säuglingen und Kleinkindern vor. Die Inzidenz betrug in Deutschland vor Einführung der Impfung im Jahre 1991 etwa 23 Fälle pro 100.000 und Jahr bei Kindern unter 16 Jahren. Inzwischen ist sie auf deutlich unter einem Fall pro 100.000 und Jahr gesunken; für *H. influenzae* Typ b beträgt die Inzidenz derzeit < 0,5 Fälle pro 100.000 und Jahr. Die höchste Inzidenz findet sich in der Altersgruppe unter einem Jahr.

Der Häufigkeitsgipfel der Hib-Meningitis liegt in den ersten beiden Lebensjahren, bei der Hib-Epiglottitis dagegen im 3. bis 4. Lebensjahr. Beide Krankheitsbilder zusammen verursachen etwa 75 bis 90 % aller invasiven Hib-Erkrankungen, wobei die Fallzahlen seit Einführung der Hib-Schutzimpfung in Deutschland 1991 um etwa 97 % gesunken sind. Von allen Hib Infektionen manifestieren sich derzeit in Deutschland

- 67 % als Meningitis
- 9 % als Epiglottitis
- 8 % als Pneumonie
- 6 % als septische Arthritis

Unter allen invasiven Infektionen durch unbekapselte *H. influenzae* machen Meningitiden mit 40 % den größten Anteil aus. Sepsis kommt in 23 % der Fälle, Pneumonie und Epiglottitis zusammen in < 20 % der Fälle vor. Auch ambulant erworbene Pneumonien durch unbekapselte *H. influenzae* treten zunehmend auf.

8.4. Surveillance von invasiven Hib-Erkrankungen: ESPED

Seit 1993 werden in Deutschland über die *Erhebungsstelle für seltene pädiatrische Erkrankungen in Deutschland* (ESPED), ein aktives populationsbezogenes Surveillance-System, invasive *H. influenzae* Erkrankungen dokumentiert. Kliniken und seit 1998 auch Labore (Labor-ESPED und Klinik-ESPED) erfassen monatlich Anzahl und Charakteristika aller invasiven *H. influenzae*-Fälle in Deutschland mit Hilfe monatlicher Fragebögen. Ein "invasiver Hib-Fall" wird definiert als Erregernachweis von *H. influenzae* in einem normalerweise sterilen Gewebe bei Kindern unter 10 Jahren.

Das Nationale Konsiliarlaboratorium für *H. influenzae* in Würzburg bietet im Rahmen dieses Forschungsprojektes kostenlos die Biotypisierung, die Resistenztestung und auch eine Kapseltypisierung von *H. influenzae*-Isolaten mittels Serumagglutination und PCR an.

(Weitere Informationen: Institut für Hygiene und Mikrobiologie, Universität Würzburg, Gebäude

E1, Josef-Schneider-Str. 1, 97080 Würzburg. Kontakt: hclaus@hygiene.uni-wuerzburg.de).

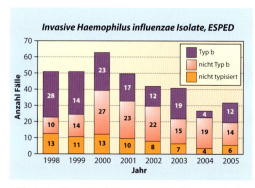

Abb. 8.7: Gesamtzahl invasiver *H. influenzae*- Isolate in Deutschland.

Dem Nationalen Konsiliarlaboratorium für *H. influenzae* in Mainz wurden von September 2001 bis Dezember 2006 insgesamt 304 invasive Isolate eingesandt, von denen 282 (92,7 %) zur weiteren Untersuchung, Testung und Charakterisierung angezüchtet werden konnten. In der Mehrzahl der Fälle handelte es sich um unbekapselte *H. influenzae*-Stämme (n = 193). Der häufigste Kapseltyp war b (n = 58), gefolgt von den Typen f (n = 24), e (n = 5) und a (n = 1) sowie einer b- (minus)-Mutante. Die Kapseltypen c und d wurden nicht gefunden. Es konnte im Laufe der Jahre weder eine Zunahme von "nicht b"-Isolaten noch ein Replacement durch die Kapseltypen a und c-f beobachtet werden. Der häufigste Biotyp war Typ I (n = 57), gefolgt von Typ II (n = 44) und Typ III (n = 17). Nur ein geringer Teil der Isolate (n = 21) (6,9 %) bildete β-Lactamase.

Im gleichen Zeitraum wurden 273 nicht-invasive, kolonisierende *H. influenzae* Stämme isoliert. Diese Isolate stammten aus Nasopharyngeal-Sekret von hospitalisierten Kindern mit akuten Atemwegsinfektionen. Fast alle Stämme waren unbekapselt. Die Kapseltypen f und b wurden jeweils dreimal detektiert, während die Kapseltypen c und e jeweils nur einmal vertreten waren. Die häufigsten Biotypen waren Typ II, gefolgt von Typ I und III. Nur ein geringer Teil der Isolate bildete β-Lactamase (n = 18) (6,6 %).

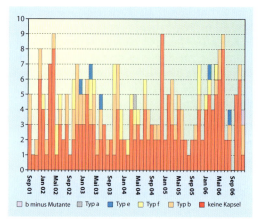

Abb. 8.8: Kapseltypisierungen invasiver *Haemophilus influenzae* -Stämme an das Nationale Konsiliarlaboratorium, Ergebnisse der Kapseltypisierung mittels PCR.

8.5. Schutzimpfungen

■ **Polysaccharid als Impf-Antigen**

B-Zellen tragen auf ihrer Oberfläche einen fest haftenden Antikörper, der spezifisch gegen ein Antigen gerichtet ist. Prinzipiell kann diese Zelle Antikörper produzieren, aber ausschließlich gegen das Antigen, das der Antikörper-Rezeptor auf ihrer Oberfläche trägt. Bindet sich spezifisch ein Polysaccharid-Antigen an den B-Zell-Antikörper, so differenziert sich die B-Zelle zu einer Plasmazelle und beginnt mit der Produktion exakt dieses Antikörpers in Form eines IgM-Moleküles (☞ Abb. 8.9). IgG wird kaum gebildet, die Immunantwort verschwindet nach wenigen Wochen, die Antikörper verschwinden ebenfalls wieder.

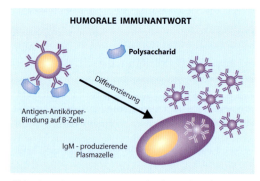

Abb. 8.9: Immunantwort auf Polysaccharid.

Polysaccharid-Konjugatimpfstoffe bestehen aus Polysaccharid, das an ein Protein gekoppelt ist. Die

Impfstoff	Polysaccharid	Carrier-Protein	Kopplung	Antikörperantwort bei Säuglingen
PRP-D	Mittel	Diphtherie-Toxin	6-Carbon	Mittel, nach 2. Dosis
HbOC	Klein	CRM197-Mutante	Keine	Gut, nach 2. Dosis
PRP-OMP	Mittel	*N. meningitidis*-Protein: Outer Membrane Complex	Thioäther	Mittel, nach 1. Dosis
PRP-T	Groß	Tetanus-Toxoid	6-Carbon	Gut, nach 2. Dosis

Tab. 8.2: Hib-Konjugatimpfstoffe.

B-Zelle erkennt das Polysaccharid mittels ihrer Rezeptoren auf der Zelloberfläche. Wieder wird das Antigen in die Zelle aufgenommen, diesmal wird aber der Proteinanteil des Konjugates bearbeitet und auf der Zelloberfläche T-Zellen angeboten. Diese aktivieren daraufhin die B-Zelle, die sich dann sowohl zu einer Antikörper-präsentierenden Zelle als auch zu einer Gedächtniszelle entwickeln kann. Da die B-Zelle immer nur jene Antikörper produziert, die sie auf ihrer Oberfläche exprimiert, entsteht so eine T-Zell-abhängige B-Zell-Immunität (☞Abb. 8.10).

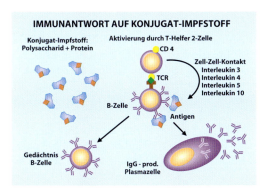

Abb. 8.10: Immunantwort auf Konjugatimpfstoff.

Das Eiweiß der Polysaccharid-Konjugatimpfstoffe ist demnach ein "Trojanisches Pferd", das zur Aktivierung einer B-Zelle führt, die sich durch reines Polysaccharid nur wenig stimulieren lasst. Anders als reine Polysaccharid-Impfstoffe induzieren Polysaccharid-Konjugate eine Herdenimmunität. Welches immunologische Prinzip dafür verantwortlich ist, bleibt unklar, wahrscheinlich ist es aber spezifisches, in die Schleimhäute diffundierendes IgG, das eine Erreger-Haftung verhindert.

Die Typ b Polysaccharid-Kapsel von *H. influenzae* ist als Impf-Antigen prinzipiell gut geeignet, da die meisten invasiven Erkrankungen durch Typ b-Erreger verursacht werden und da anti-Polysaccharid-Antikörper in Konjugatimpfstoffen eine stabile Immunität vermitteln. Während der ersten 2 Lebensjahre sind Kinder jedoch unfähig, gegen reines PRP ausreichend und langfristig wirksame Antikörper zu bilden. Die genaue Ursache dafür ist unklar.

Hib-Konjugatimpfstoffe bestehen aus einer Kette von PRP-Polysacchariden, die an einen Protein-Carrier gekoppelt sind. Die verschiedenen Produkte unterscheiden sich in der Länge des Polysaccharids, der Natur des Protein-Carriers und der Art der Kopplung zwischen den beiden. Die unterschiedliche Chemie führt auch zu unterschiedlicher Wirksamkeit (☞ Tab. 8.2).

8.6. Wirksamkeit der Impfstoffe (Efficacy)

Die Wirksamkeit von PRP-Konjugaten gegen invasive Hib-Erkrankungen bei Kindern wurde in mehreren Studien gezeigt. Konjugate schützen in klinischen Studien zu 90-100 % vor invasiven Erkrankungen bis zu einem Jahr nach der Impfung. Auch nach der Zulassung der Impfstoffe 1991 in Deutschland und anderen Ländern konnte gezeigt werden, dass die Inzidenz von Hib-Erkrankungen in Deutschland und in anderen Ländern mit Impfprogrammen auch langfristig signifikant gesunken ist.

Es gibt allerdings Ausnahmen. Die Wahl des Konjugats, die Anzahl der Impfdosen sowie der Zeitpunkt der Verabreichung, die Genetik der Bevölkerung und die lokale Epidemiologie der invasiven Hib-Erkrankungen sind Variablen bei der Bestimmung der protektiven Wirksamkeit (efficacy). Ein PRP-D Konjugatimpfstoff, der in Finnland eine hohe Wirksamkeit besaß, bot nur geringen Schutz bei einer Population in Alaska, die eine hohe Inzidenz invasiver Hib-Erkrankungen in den frühen

Lebensmonaten aufwies. In derselben Population erfolgte im Jahre 1991 die Einführung von PRP-OMP-Konjugat als routinemäßigem Impfstoff, der auch dort ein substantieller Rückgang der Hib-Erkrankungen folgte. Im Jahre 1996 wurde das Impfschema verändert und HbOC-Konjugat verwendet, welches als Kombinationsimpfstoff mit Diphtherie, Tetanus und Pertussis (DTP) zur Verfügung stand. Mit dem Wechsel des Impfschemas sollte die Anzahl der Injektionen bei jedem Arztbesuch verringert werden. Im Jahr nach dieser Änderung gab es mehr invasive Hib-Erkrankungen als insgesamt in den letzten 5 Jahren seit Einführung der Impfung aufgetreten waren. Das Wiederaufleben invasiver Erkrankungen spiegelte die hohe Inzidenz invasiver Hib-Erkrankungen in den frühen Lebensmonaten und die relativ später einsetzende Immunität nach zwei Dosen HbOC wider, verglichen mit der früheren Vorgehensweise, bei der PRP-OMP verwendet worden war. Dies zeigt, dass bei ethnischen Gruppen mit einer hohen "Attack Rate" in den ersten Lebenswochen, bei denen die meisten Episoden invasiver Erkrankungen am Ende des ersten Lebensjahres auftreten, einen guten Impfschutz schon sehr früh im Säuglingsalter erreicht werden sollte.

8.7. Serologische Bestimmung der Protektion

Surrogatmarker ("correlates of protection") für den Schutz vor invasiven Hib-Erkrankungen basieren auf Messungen von anti-PRP-Antikörpern und stammen von Studien über natürliche Immunität, Immunantworten gegen reines PRP oder von Patienten, die eine passive Immunisierung erhalten hatten. Für Zulassungszwecke von Impfstoffen werden meist anti-PRP-Werte von > 0,15 µg/ml im Serum als Indikator für kurzfristige Immunität akzeptiert. Eine Wirksamkeitsstudie mit reinem PRP-Polysaccharid-Impfstoff in Finnland zeigte, dass 1 µg/ml anti-PRP-Antikörper für einen Schutz von 12 Monaten nach der Impfung ausreichend sind. Die Gabe von Immunoglobulinen mit anti-PRP-Antikörpern bei Kindern einer Hochrisiko-Population lassen auf schützende Konzentrationen von 0,05-0,15 µg/ml schließen. Dieser Wert berücksichtigt jedoch nicht die Tatsache, dass Konjugatimpfstoffe ein immunologisches Gedächtnis induzieren. Das ist bei Gabe von Polysaccharid oder von Immunoglobulinen nicht der Fall. Antikörper-Konzentrationsangaben liefern keine Information über den Isotyp, die Avidität und die Antikörper-Reifung ("antibody maturation"). Die "Schutztiter" können auch zwischen verschiedenen Populationen variieren, verursacht durch genetische Variabilität bei der Immunantwort gegen Impfstoff oder Erreger, oder weil die Epidemiologie invasiver Hib-Erkrankungen unterschiedlich ist. Säuglinge aus Finnland und Alaska hatten eine vergleichbare Antikörperantwort gegen einen PRP-D-Impfstoff. Die Wirksamkeit (Efficacy) bei finnischen Säuglingen unter 2 Jahren betrug 90 %, wohingegen bei der Population in Alaska keine Wirksamkeit nachzuweisen war. Obwohl protektive Antikörperkonzentrationen vorlagen, ist nicht bekannt, in welchem Umfang diese für alle Individuen verschiedener Populationen adäquat sind.

8.8. Hib-Carriage, Herdenimmunität und natürliche Immunität

Der Effekt einer routinemäßigen Immunisierung auf die Kolonisationsrate ist von besonderer Bedeutung, da der Mensch einziger Wirt des Erregers ist. Angesichts der Unzulänglichkeit von reinen PRP-Impfstoffen zum Schutz gegen invasive Erkrankung und fehlendem Einfluss auf das Trägertum war es überraschend, dass Hib-Konjugat die Besiedelung/Carriage bei Kindern innerhalb einer geimpften Population stark reduzierte. Bei Vorschulkindern in Großbritannien betrug die Carriage-Rate 8-12 % vor Einführung der Hib-Konjugatimpfung, nach Einführung sank sie auf 1,3 %. Die Mechanismen der Reduzierung der Carriage sind unbekannt. Frühere Studien mit reinem Polysaccharid-Impfstoff lassen vermuten, dass das induzierte Immunoglobulin A nicht ausreicht, um eine Kolonisation zu vermeiden. In einer Studie, in der Hib-Konjugatimpfstoff verwendet wurde, korrelierte das Serum-IgG mit Speichel-IgG nach Impfung, was vermuten lässt, dass Serum-Antikörper die Oberflächen der Schleimhäute durchdringen können: Ein Schwellenwert der Serum-IgG Konzentration von 5 µg/ml war mit einer Reduktion des Carriage bei Kindern in der Dominikanischen Republik assoziiert, die Hib-Konjugatimpfstoff erhalten hatten.

Die Reduktion der Hib-Carriage ermöglicht direkt eine Herdenimmunität und leistet einen Beitrag zum Schutz der ungeimpften Population. Hib trägt in einer ungeimpften Population im Laufe der Kindheit auch durch wiederholte Stimulation der Antikörper-Produktion zur Immunität bei, wodurch sowohl die individuelle als auch die Herdenimmunität induziert wird. Daher entfällt bei einer geimpften Population der natürliche Booster, so dass bei Fehlen einer weiteren Impfdosis die Antikörper-Titer zurückgehen. Seit 2000 sind in Großbritannien bei 3jährigen Kindern niedrigere Antikörper-Titer beobachtet worden als noch im Jahre 1990. Diese niedrigen Titer spiegeln vielleicht den abnehmenden Boostereffekt durch die heute fehlende Carriage wider.

In den meisten Ländern haben Erwachsene keine Hib-Konjugatimpfung erhalten und sind möglicherweise abhängig von dem "natürlichen Booster" des Hib Carriage, um Immunität gegen Hib aufrecht zu erhalten. So hat es in Großbritannien seit 1999 einen leichten Anstieg von invasiven Hib-Erkrankungen bei über 15jährigen gegeben. Dies könnte ein Hinweis darauf sein, dass die Immunität in der Population der Erwachsenen abnimmt als Ergebnis der Herdenimmunität und der reduzierten Carriage-Raten in der geimpften Population. Möglicherweise ist jedoch der Infektionsdruck bei niedriger Träger-Rate gering, so dass eventuell eine geringere Antikörperkonzentration Schutz verleiht.

8.9. DTaP-Hib-Kombinationsimpfstoffe

Um die Anzahl der notwendigen Injektionen im Routine-Impfplan von Kindern zu verringern, wurden seit etwa 1993 Kombinationsimpfstoffe entwickelt. In Deutschland wurden DTaP(Diphtherie, Tetanus, azelluläre Pertussis)-Hib Kombinationen erstmals 1996 zugelassen, nachdem gezeigt werden konnte, dass Konjugatimpfstoffe ein Priming induzieren. Weiter entsprachen die Antikörperkonzentrationen denen, die bei schon zugelassenen Produkten erhalten wurden. Ebenso konnte gezeigt werden, dass die funktionelle Kapazität der Impfantikörper hoch ist.

Tab. 8.3 zeigt einen Vergleich der Immunogenität von Einzel- und Hib-Kombinationsimpfstoffen. Beide Impfstoffe induzieren die Bildung von Anti-PRP-Antikörpern. Allerdings sind die GMT (geometric mean titer) für Hib nach Impfung mit DTaP-Hib-Kombinationsimpfstoffen niedriger als nach zeitgleicher, aber seitengetrennter Impfung.

Immunogenität	DTaP + HBV + Hib + OPV		DTaP-HBV-IPV/Hib	
	SP/VR (%)	GMC/GMT	SP/VR (%)	GMC/GMT
Anti-D (≥ 0,1 IU/ml)	99,0	1,01	100,0	1,43
Anti-T (≥ 0,1 IU/ml)	100,0	1,49	100,0	1,98
Anti-HBs (≥ 10 mIU/ml)	100,0	934,3	99,1	1239,5
Anti-Polio 1 (≥ 8)	98,6	1278,2	100,1	494,8
Anti-Polio 2 (≥ 8)	100,0	1350,4	98,8	507,4
Anti-Polio 3 (≥ 8)	98,6	367,5	98,8	1275,1
Anti-PRP (≥ 0,15 µg/ml)	96,9	5,53	100,0	2,65
Anti-PT (VR)	97,9	41,8	99,0	76,4
Anti-FHA (VR)	98,7	302,8	100,0	288,0
Anti-PRN (VR)	95,8	136,9	96,2	168,2

Tab. 8.3: Immunogenität von Einzel- und Kombinationsimpfstoffen: 3 Injektionen + OPV versus 6fach-Impfung.

In einigen Ländern wurden Bedenken laut über die Anwendung von DTaP/Hib Konjugatkombinationen, als gezeigt wurde, dass diese im Vergleich zu einer separaten Verabreichung des Hib-Impfstoffs niedrigere Antikörper-Werte gegen Hib-Polysaccharide auslösten. Allerdings wiesen 95 % der Probanden mit DTaP/Hib Konjugatkombinationsimpfstoffen eine Antikörperantwort gegen Hib von > 0,15 µg/ml auf, der vermuteten minimalen protektiven Konzentration für anti-Hib-Antikörper. Auch andere Marker der Hib-Immunität (funktionelle Kapazität der Antikörper, immunologisches Gedächtnis, Boosterantwort etc.) zeigten keinen Unterschied zwischen separater und kombinierter Gabe der Hib-Komponente. Die klinische Relevanz der erniedrigten Antikörperantwort ist daher fragwürdig, zumindest bei Anwendung eines Boosters im zweiten Lebensjahr, sodass sich Kombinationsimpfstoffe europaweit in den Impf-

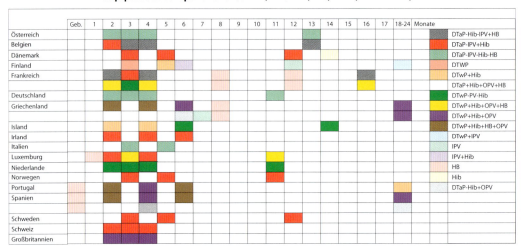

Abb. 8.11: Impfpläne in Europa für DTaP/DTwP, IPV/OPV, Hib, HBV (nach [8]).

plänen etabliert haben (☞ Abb. 8.11) - anders als in den USA.

Trotz des Erfolgs der Hib-Konjugatimpfstoffe in Kombination mit DTaP ist kürzlich aus den Niederlanden und Großbritannien von steigenden Hib-Inzidenzen und Hib-Impfversagern berichtet worden. In Großbritannien stieg die Inzidenz invasiver Hib-Erkrankungen im Alter von 0-4 Jahren von 0,65 pro 100.000 (1998) auf 4,58 pro 100.000 (2002), wie bereits weiter vorne erwähnt.

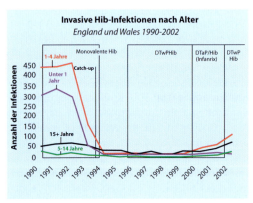

Abb. 8.12: Invasive Hib-Infektionen in England und Wales 1990-2002.

Dieser Anstieg fiel mit dem Wechsel von einem Ganzzell-Pertussis-Impfstoff zu einem azellulären Pertussis-Hib-Kombinationsimpfstoff und mit der Einführung einer gleichzeitigen Meningokokken Typ C-Impfung zusammen. Die Effektivität dieser DTaP/Hib-Impfstoffe nach der Grundimmunisierung betrug nur 56,7 %. Das durchschnittliche Alter der Kinder mit Impfversagen war 23 Monate, 61 % davon hatten eine Meningitis. Bei 44 % gab es einen klinischen Risikofaktor, etwa einen Immunglobulinmangel. Es ist unwahrscheinlich, dass demographische und soziale Variablen sich so schnell verändert hätten, dass dies eine Erklärung für den rasanten Anstieg invasiver Fälle sein könnte. Das Impfprogramm in Großbritannien unterschied sich von anderen europäischen Programmen wesentlich durch das Fehlen einer Booster-Dosis und einer initialen Catch-up-Kampagne. Die genaue Ursache für die steigende Anzahl an Impfversagern nach der Kombinationsimpfung ist jedoch nicht bekannt. Inzwischen wurde eine nationale "Catch-up"-Immunisierungskampagne für Kinder jünger als 4 Jahre in Großbritannien eingerichtet. Es wird zudem eine Boosterdosis im 2. Lebensjahr empfohlen.

Auch in den Niederlanden wurde ein Anstieg der Impfversager beobachtet. Hier erfolgte 1999 eine Änderung des Impfschemas von 3, 4 und 5 Monaten mit einem Hib-Booster im Alter von 11 Monaten zu einem Schema mit 2, 3 und 4 Monaten ohne Booster. Im Jahre 2002 konnte ein Anstieg in der Anzahl der Hib-Fälle beobachtet werden.

Diese Erfahrungen zeigen, dass das Aufrechterhalten einer guten Surveillance-Infrastruktur auch nach Einführung mutmaßlich etablierter Impfstrategien wichtig ist.

8.10. Hib-Konjugatimpfung in Deutschland

Seit 1996 wurden in Deutschland DTaP-Hib-Kombinationen verwendet, es folgte DTaP-Hib-IPV(inaktivierte Poliovakzine) im Jahre 1998. Ende 2000 war Deutschland das erste Land, in dem hexavalente Impfstoffe durch Hinzufügen von einer Hepatitis B (HBV)-Komponente zu der bisher pentavalenten DTaP-IPV/Hib Kombination eingeführt wurden. Diese Impfstoffe erlangten schnell eine hohe Akzeptanz. Der durchschnittliche Marktanteil der beiden damals lizensierten Impfstoffe (Hexavac, Infanrix hexa) stieg von 63 % aller Hib Impfstoffe im Jahre 2001 auf 83 % im Jahre 2002 und 87 % im Jahre 2003 bis zu 88 % im Jahre 2004 (☞ Abb. 8.13).

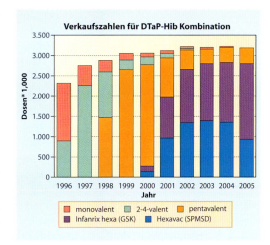

Abb. 8.13: Verkaufszahlen für DTaP-Hib Kombinationen.

Es wurde kein Anstieg invasiver Hib-Erkrankungen nach Einführung der hexavalenten Kombinationsimpfstoffe nachgewiesen. Die jährlichen Inzidenzraten für Hib-Erkrankungen sind stabil und liegen bei 0,2-0,3 pro 100.000 in den Jahren 1998 bis 2000, d.h. vor Einführung der hexavalenten Impfstoffe, verglichen mit 0,1-0,2 pro 100.000 in den Jahren 2001 bis 2005 (☞ Tab. 8.4 und 8.5; absolute Fallzahlen ☞ Abb. 8.7)) und unterscheiden

	1998	1999	2000	2001	2002	2003	2004	2005
Typ b	0,3 0,2-0,5	0,2 0,1-0,3	0,3 0,2-0,4	0,2 0,1-0,3	0,2 0,1-0,3	0,2 0,1-0,4	0,1 0,0-0,1	0,2 0,1-0,3
Nicht Typ b	0,1 0,1-0,2	0,2 0,1-0,3	0,3 0,2-0,5	0,3 0,2-0,4	0,3 0,2-0,4	0,2 0,1-0,3	0,2 0,1-0,4	0,2 0,1-0,3
Alle Hi-Fälle	0,6 0,5-0,8	0,5 0,3-0,6	0,8 0,6-1,0	0,6 0,5-0,8	0,5 0,4-0,7	0,5 0,4-0,7	0,4 0,2-0,5	0,4 0,4-0,6

Tab. 8.4: Jährliche Inzidenzen Hib (pro 100.000) in Deutschland nach Serotyp.

	1998	1999	2000	2001	2002	2003	2004	2005
0-2 Monate	0,0 0,0-1,9	0,5 0,0-2,9	1,0 0,1-3,8	1,1 0,1-3,9	0,6 0,0-3,1	0,6 0,0-3,2	0,0 0,0-2,1	0,0 0,0-2,1
3-11 Monate	0,8 0,3-2,0	0,2 0,0-1,0	1,4 0,6-2,7	1,3 0,5-2,6	0,9 0,3-2,2	1,7 0,8-3,2	0,4 0,0-1,5	1,1 0,4-2,5
1,0-4,9 Jahre	0,6 0,4-1,0	0,3 0,1-0,5	0,3 0,2-0,6	0,2 0,1-0,5	0,2 0,1-0,4	0,3 0,1-0,5	0,1 0,0-0,2	0,2 0,1-0,4
5,0-9,9 Jahre	0,1 0,0-0,2	0,1 0,0-0,2	0,0 0,0-0,2	0,0 0,0-0,1	0,0 0,0-0,1	0,0 0,0-0,1	0,1 0,0-0,1	0,0 0,0-0,1

Tab. 8.5: Jährliche Inzidenzen Hib (pro 100.000) in Deutschland nach Alter.

sich damit statistisch nicht. In Anbetracht der jährlichen Rate von 23 pro 100.000 Kindern mit invasiver Hib-Erkrankung vor der Einführung eines jeglichen Hib-Impfstoffes demonstrieren diese Daten auch den großartigen Erfolg aller Hib-Impfstoffe.

Die Wirksamkeit von DTaP-Kombinationsimpfstoffen ist in Deutschland insgesamt sehr gut. So betrug die Wirksamkeit des hexavalenten DTaP-Hib-Kombinationsimpfstoffs in einer Geburtenkohorte zwischen 2000 und 2004 68,4 % (19,0-87,6) für inkomplette Grundimmunisierung, 90,4 % (70,6-96,8) für volles Priming und 100 % (99,9-100,0) für eine Booster Dosis (☞ Tab. 8.6). Kürzlich konnte außerdem auch gezeigt werden, dass die Verwendung von Kombinationsimpfstoffen in Deutschland dazu geführt hat, dass generell Impfungen früher und auch mit höherer Impfrate erzielt werden.

Vollständigkeit des Impfschemas	N Fälle	Impfstoff Effectiveness	95 % CI
Keine Impfung	19	0,0 %	-
Inkomplette Grundimmunisierung	6	68,4 %	19,0-87,6
Komplette Grundimmunisierung	5	90,4 %	70,6-96,8
Vollständig immunisiert	0	100,0 %	99,9-100,0

Tab. 8.6: Effectiveness des DTaP-IPV-HB/Hib-Impfstoffs bei Kindern geboren von 8/2000 bis 12/2004 in Deutschland.

8.11. Impfempfehlungen in Deutschland

Die Hib-Impfung wird bei Säuglingen ab Beginn des 3. Lebensmonats im Abstand von 4 Wochen durchgeführt. Es stehen hierfür in Deutschland in erster Linie DTaP-Hib-IPV-HBV-Kombinationsimpfstoffe u.a. zur Verfügung, deren Effektivität hoch ist. Der Hib-Impfschutz muss im zweiten Lebensjahr aufgefrischt werden. Nach dem 6. Lebensjahr sind invasive Hib-Infektionen eine Rarität, eine Impfung ist daher in der Regel nicht mehr sinnvoll. Für Risikogruppen (z.B. nach Splenektomie) ist eine einmalige Dosis als Monoimpfstoff empfohlen. Ob im weiteren Verlauf Wiederholungsimpfungen sinnvoll sind, ist wegen fehlender Daten nicht bekannt.

Als vollständig immunisiert gelten Kinder, die ≥ 3 Impfdosen ohne Pertussisantigen oder viermal einen Hib-Kombinationsimpfstoff mit Pertussisantigen bis zum 15. Lebensmonat erhalten haben, wobei die 3. bzw. 4. Impfung möglichst ab dem 12. Lebensmonat gegeben werden sollte. Nach dem 15. Lebensmonat ist eine einmalige Hib-Impfung ausreichend.

Der Beginn der Hib-Immunisierung im frühen Säuglingsalter sollte nicht verzögert werden. Durch die Wahrnehmung des frühestmöglichen Impftermins kann die Erkrankungsrate an systemischen Hib-Infektionen weiter reduziert werden. Trotz kompletter Immunisierung sind Erkrankungen möglich, kommen jedoch äußerst selten vor. Die Impfung schützt nicht oder nur wenig vor nicht-invasiven *H. influenzae*-Infektionen (z.B. Otitis media) und Infektionen durch unbekapselte Stämme oder andere Kapseltypen außer b.

■ Fazit

Aus dem dramatischen Erfolg der Hib-Impfung ist ein umfassenderes Verständnis der Interaktion zwischen Impfung und natürlicher Immunantwort, Herdenimmunität und Krankheit entstanden. Eine systematische Surveillance gibt wertvolle Einblicke in die Immunbiologie von Impfstoffen und bestätigt die Fähigkeit des Impfstoffs zur Verringerung der Krankheitslast. Die Surveillance in Deutschland seit der Einführung der Hib-Konjugatimpfung hat keinen Trend in Richtung eines Anstiegs der Erkrankungen durch nicht Typ b-bekapselte Stämme von *H. influenzae* gezeigt. Viele Entwicklungsländer haben keinen Zugang zu Konjugatimpfstoffen, obwohl gerade hier die Krankheitslast hoch ist. Die Bereitstellung von Hib-Konjugatimpfstoffen hat eine Priorität bei der WHO, aber Kosten und Logistik stellen maßgebliche Hürden bei der Förderung dar. Deutschland sollte die Global Alliance for Vaccination in Infants (GAVI) in ihrem Bemühen einer weltweiten Immunisierung aller Kinder gegen Hib unterstützen.

8.12. Literatur

1. Deutsche Gesellschaft für pädiatrische Infektiologie. *Haemophilus influenzae*-Infektionen. In: DGPI Handbuch. 2003. 4. Auflage, Futuramed Verlag.

2. Eskola J, Ward J, Dagan R et al. Combined vaccination of *Haemophilus influenzae* type b conjugate and diphtheria-tetanus-pertussis containing acellular pertussis. Lancet 1999;354:2063-8.

3. Kalies H, Verstraeten T, Grote V et al. Erhebungseinheit für seltene pädiatrische Erkrankungen in Deutschland Study Group. Four and one-half-year follow-up of the effectiveness of diphtheria-tetanus toxoids-acellular pertussis/*Haemophilus influenzae* type b and diphtheria-tetanus toxoids-acellular pertussis-inactivated poliovirus/*H. influenzae* type b combination vaccines in Germany. Pediatr Infect Dis 2004;23:944-50.

4. Kalies H, Grote V, Verstraeten T et al. The use of combination vaccines has improved timeliness of vaccination in children. Pediatr Infect Dis J 2006;25:507-12.

5. Kelly DF, Moxon ER, Pollard AJ. *Haemophilus influenzae* type b conjugate vaccines. Immunology 2004;113:163-74. Review.

6. Murphy, TF. *Haemophilus* infections. In: Mandell, GL, Bennett, JE, Dolin, R. Principles and practice of infectious diseases. Elsevier Churchill Livingstone. 2005: 2661-2669.

7. Schmitt HJ, von Kries R, Hassenpflug B et al. *Haemophilus influenzae* type b disease: impact and effectiveness of diphtheria-tetanus toxoids-acellular pertussis (-inactivated poliovirus)/*H. influenzae* type b combination vaccines. Pediatr Infect Dis J 2001;20:767-74.

8. Schmitt HJ, Booy R, Weil-Olivier C et al. Child vaccination policies in Europe: a report from the Summits of Independent European Vaccination Experts. Lancet Infect Dis 2003;3:103-108.

9. Trotter CL, Ramsay ME, Slack MP. Rising incidence of *Haemophilus influenzae* type b disease in England and Wales indicates a need for a second catch-up vaccination campaign. Commun Dis Public Health 2003;6:55.

Schlusswort

9. Schlusswort

Das hier vorgelegte Buch soll einen Einblick in die verschiedenen Aspekte der Krankheiten geben, die durch die bekapselten Erreger *Streptococcus pneumoniae*, *Haemophilus influenzae* und *Neisseria meningitidis* ausgelöst werden, und einen Überblick über aktuellste Daten zu den verfügbaren Konjugatimpfstoffen verschaffen, die heute routinemäßig zur Prävention von Krankheiten durch diese Erreger eingesetzt werden. Ein weiteres kapseltragendes grampositives Bakterium jedoch, *Streptococcus agalactiae* oder Typ-B-Streptokokken (GBS), spielt neben den genannten Erregern eine überaus große Rolle in der klinischen Medizin, insbesondere der Neonatologie. GBS sind weltweit der häufigste Erreger der Neugeborenen-Sepsis, die in den westlichen Ländern eine Inzidenz zwischen 0,5 und 1,5 pro 1.000 Lebendgeborene aufweist. Aber auch bei älteren Menschen nehmen GBS an Bedeutung zu als Ursache invasiver bakterieller Infektionen.

Zur Prävention der neonatalen Sepsis durch GBS wird heute in vielen Ländern der Welt eine Screening-Untersuchung auf rektovaginale Besiedlung der Schwangeren mit GBS zum Ende der Schwangerschaft hin durchgeführt; kolonisierte werdende Mütter (ca. 25 % aller Frauen) erhalten dann eine peripartale Antibiotikaprophylaxe. Mit dieser Maßnahme ist es beispielsweise in den USA gelungen, die Inzidenz der neonatalen Früh- oder Early-onset-Sepsis um etwa zwei Drittel zu reduzieren. Gleichzeitig bedeutet dies allerdings, dass ein Viertel aller Mütter unter der Geburt mit Antibiotika behandelt werden müssen. Dies ist eine Größenordnung, die Experten weltweit erhebliche Sorgen bereitet im Hinblick auf Selektionsdruck in der Population, Keimspektrumswechsel und Infektionen durch resistente Erreger. Außerdem ist die Antibiotikaprophylaxe nicht dazu in der Lage, die so genannte Spät- oder Late-onset-Sepsis zu verhindern, die üblicherweise nach dem 7. Lebenstag auftritt.

Daher wird unter internationalen Experten immer lauter die Einschätzung artikuliert, dass die peripartale Antibiotikaprophlyaxe nur eine Übergangslösung auf dem Weg hin zu einer Impfung gegen GBS sein kann. Aus seroepidemiologischen Studien ist sehr gut bekannt, dass ausreichende serogruppenspezifische Antikörpertiter der Mutter mit einer hohen Schutzrate für das Neugeborene korrelieren. Daher lag es nahe, in Analogie zu anderen Polysaccharid-Konjugatimpfstoffen Kapselpolysaccharidanteile von GBS an bekannte Carrierproteine zu konjugieren und in zunächst präklinischen, später klinischen Studien deren Immunogenität zu testen. Dabei zeigte sich, dass Konjugatimpfstoffen in gesunden erwachsenen Kontrollpersonen, aber auch in Schwangeren eine starke und robuste serogruppenspezifische Immunität gegen das Kapselpolysaccharid von GBS induzieren, von der man annehmen kann, dass sie für das Neugeborene protektiv ist.

Möglicherweise wird sich also in die Reihe der überaus erfolgreichen Konjugatimpfstoffe gegen *Streptococcus pneumoniae*, *Haemophilus influenzae* und *Neisseria meningitidis* in greifbarer Zukunft ein neuer Konjugatimpfstoff einordnen, der - und das wäre in der Tat ein weiterer Meilenstein in der Erfolgsgeschichte von Konjugatimpfstoffen - über die Antikörperantwort der Mutter dem ungeborenen bzw. neugeborenen Kind Schutz verleiht gegen den vierten, wichtigen, kapseltragenden bakteriellen Erreger in der Pädiatrie, *Streptococcus agalactiae*. Über diese große Herausforderung wird im gegebenen Falle in einer möglicherweise neuen Auflage dieses Buches zu berichten sein.

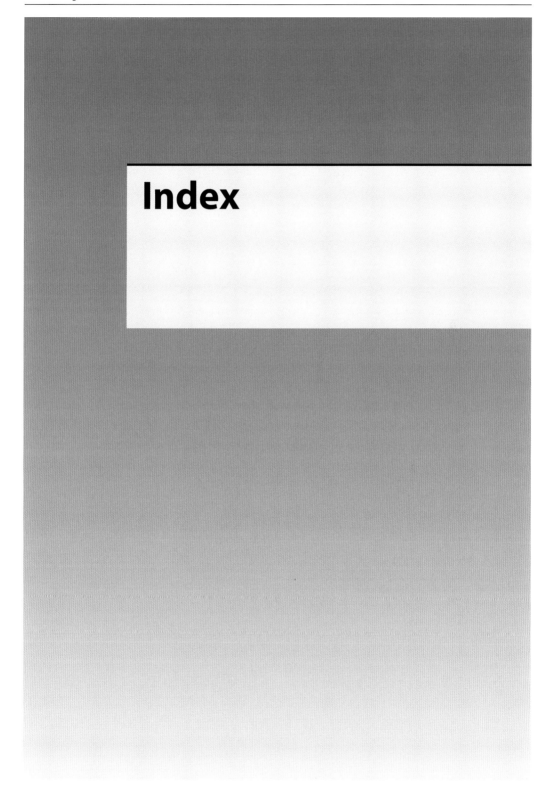

Index

A
Antikörper-Antwort 22
ARDS 45
Arthritis 32, 40, 55

B
Bakterien, bekapselte 18
Bronchitis, akute 31
B-Zellen 20

C
Cellulitis 55
Cystische Fibrose 52

D
DTaP-Hib-Kombinationsimpfstoffe 93
DTaP-IPV-HB/Hib-Impfstoff 96

E
Ekchymosen 45
Endokarditis 32
Epiglottitis 40, 54
ESPED 89
Exanthem, hämorrhagisches 43

G
Gedächtnis, immunologisches 21
Gerinnung, disseminierte intravasale (DIC) 40

H
Haemophilus influenzae 52
    Bakteriämie 53
    Cellulitis 55
    Epidemiologie 88
    Epiglottitis 54
    exazerbierte COPD 54
    Gelenkinfektion 55
    Immunität 88
    Impfempfehlungen 96
    Impfstoffe 90
    Konjugatimpfung 95
    Meningitis 53
    Mikrobiologie 86
    neonatale Erkrankung 56
    Perikarditis 55
    Pneumonie 54
    Satellitenwachstum 87
    Surrogatmarker 92
    Vergleich unbekapselter und Kapseltyp 89
Haemophilus influenzae-Infektion
    invasive 94
    Pathogenese 52
Hämolytisch-urämisches Syndrom (HUS) 32
Hautblutungen 43
Hautnekrosen 45
Herdenimmunität 78, 92
Hib-Carriage 92

I
Immunantwort 20
Immunität, natürliche 92
Immunkomplex-assoziierte Komplikationen (IAC) 46
Impfpläne für DTaP/DTwP, IPV/OPV, Hib, HBV 94

K
Knochennekrosen 45
Konjugatimpfstoffe 18, 22
Konjunktivitis 31, 40
Kugelpneumonie 31

L
Lobärpneumonie 31

M
MenC-Konjugatimpfstoffe
    Verträglichkeit 79
Meningitis 32, 40, 43, 53
Meningokokken 38, 72
    Arthritis 40
    Bakteriämie 40, 45
    Epiglottitis 40
    Immunität 73
    Impfstoffe 74
    Impfstoffe gegen Serogruppe C 75
    Konjunktivitis 40
    Meningitis 40, 43, 46
    Orbitalphlegmone 40
    Perikarditis 40
    Phlegmone 40
    Pneumonie 40
    Sepsis 40, 44
    Sinusitis 40
    Urethritis 40
Meningokokken-Infektion
    antibiotische Therapie 47
    Chemoprophylaxe 49
    Diagnostik 46
    Epidemiologie 72
    fokale 45
    invasive 40, 42, 72
    Pathogenese 39
    Prävention 80
    Prognose 49
    Prophylaxe 49
    Waterhouse-Friedrichsen-Syndrom 45
Multiorganversagen 45

N
Nackensteifigkeit 43
Neisseria meningitidis 38
Nekrosen 49
Nestschutz 53

Stichwortregister

O
Orbitalphlegmone 31, 40
Osteomyelitis 32
Otitis media, akute 30
Overwhelming postsplenectomy infection (OPSI) 33, 56

P
Perikarditis 40, 55
Peritonitis 32
Phlegmone 40
Pleuraerguss 34
Pneumokokken 26
    Arthritis 32
    Bakteriämie 32
    Bronchitis 31
    Endokarditis 32
    hämolytisch-urämisches Syndrom (HUS) 32
    invasive Infektionen 31
    Konjunktivitis 31
    Meningitis 28, 32, 34
    OPSI (overwhelming postsplenectomy infection) 33
    Orbitalphlegmone 31
    Osteomyelitis 32
    Otitis media 30
    Peritonitis 32
    Pleuraerguss 34
    Pneumonie 30
    Serogruppen 22
    Sinusitis 30
    Steroidbehandlung 34
    Virulenzfaktoren 27
    Wundinfektionen 33
Pneumokokken-Infektion
    Antibiotikum der Wahl 33
    invasive (IPD) 31
    Pathogenese 29
    Risikofaktoren 28
Pneumonie 30, 40, 54
Polysaccharide 19, 22

R
Raucherhusten 52

S
Sepsis 32
    Komplikationen 45
    Septischer Schock 48
Sinusitis 30, 40
Streptococcus pneumoniae 26

T
T-Helfer-Zellen 20
Trägerproteine 23
T-Zellen 19

U
Urethritis 40

W
Waterhouse-Friedrichsen-Syndrom 45

Z
Zellen, dendritische 19

Klinische Lehrbuchreihe
...Kompetenz und Didaktik!

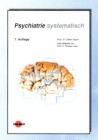
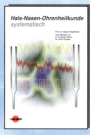
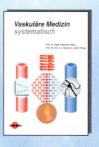
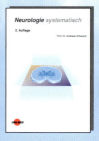
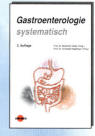
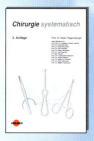
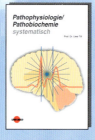
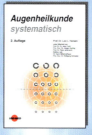
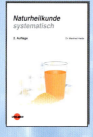
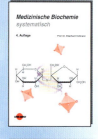
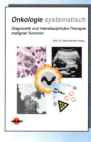
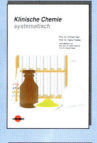
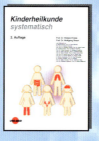
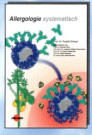
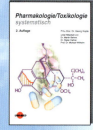
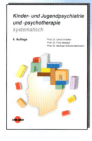
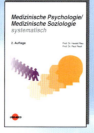
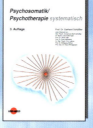
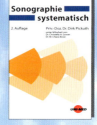
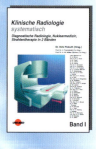
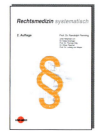
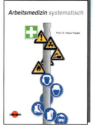
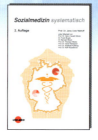
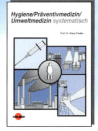
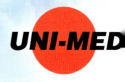

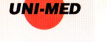

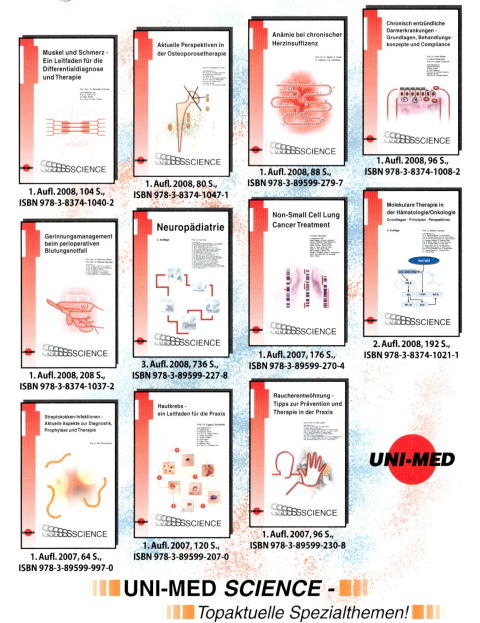